Hans-Josef Fritschi

Alternativloses Heilen

Hans-Josef Fritschi

Alternativloses Heilen

Welche Medizin wir bekommen,
wenn Globuli & Co. verschwunden sind

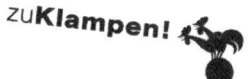

© 2020 zu Klampen Verlag · Röse 21 · 31832 Springe · www.zuklampen.de

Lektorat: Miriam M. Hirschauer · Springe
Satz: Germano Wallmann · Gronau · www.geisterwort.de
Umschlaggestaltung: © Stefan Hilden unter Verwendung
eines Motivs von shutterstock.com · München · www.hildendesign.de
Druck: CPI Clausen & Bosse · Leck · www.cpi-print.de

ISBN 978-3-86674-609-1

Bibliografische Information der Deutschen Nationalbibliothek
Die Deutsche Nationalbibliothek verzeichnet diese Publikation
in der Deutschen Nationalbibliografie; detaillierte bibliografische Daten
sind im Internet über ‹ http://dnb.dnb.de › abrufbar.

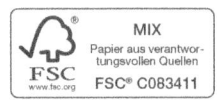

Inhalt

Vorwort

Ohne Globuli hätten wir eine bessere Medizin. Denn Globuli – diese homöopathischen Zuckerkügelchen meist ohne Wirkstoff – sind Humbug. Davon sind inzwischen immer mehr Menschen überzeugt. Zumal es für eine Wirksamkeit der Homöopathie scheinbar keinen allgemein anerkannten wissenschaftlichen Beleg gibt. Verständlicherweise, denn, was keinen Wirkstoff enthält, kann auch nicht wirken. Für diese Erkenntnis genügt Logik für Anfänger. Doch diese simple Einsicht muss nicht zwangsläufig richtig sein. Mit einem Nachdenken für Fortgeschrittene kann man auch zu anderen Erkenntnissen kommen. Nicht nur, was die Homöopathie, sondern auch die gesamte Alternativmedizin betrifft.

Der Begriff Alternativmedizin ist weithin gebräuchlich, aber missverständlich. Eigentlich sagt er aus, dass Diagnose- und Therapieverfahren, die nicht Teil der wissenschaftlich anerkannten Medizin sind, als Ersatz für »schulmedizinische« Methoden eingesetzt werden. Solch ein Vorgehen ist durchaus möglich (zum Beispiel Salbeitee zum Gurgeln statt einer desinfizierenden Rachenspülung aus der Apotheke), doch werden offiziell zweifelhafte oder auch nicht anerkannte Methoden heute meist als Ergänzung zur konventionellen Therapie und nicht als deren Ersatz verwendet. In diesem Fall spricht man dann von der sogenannten Komplementärmedizin (komplementär, also gegensätzlich, aber sich ergänzend). Ob man nun von Alternativ- oder Komplementärmedizin spricht, die damit bezeichneten Methoden und Heilmittel sind identisch. Die Wahl des Begriffs bezieht sich lediglich auf die Art ihrer

Anwendung. Am sinnvollsten wäre es wohl, wenn man von »unkonventionellen Therapieangeboten« spricht. Da aber das Wort Alternativmedizin am gebräuchlichsten ist, wird in diesem Buch für die schulmedizinisch nicht anerkannten Heilverfahren dieser Begriff verwendet.

Mittlerweile wird medienwirksam eine Bereinigung der Medizin von alternativen Verfahren gefordert. Begründet wird dies damit, dass, was nicht wirke, auch niemandem als Heilmittel oder Heilmethode angepriesen werden dürfe. Wer dies dennoch tue, müsse sich Betrug vorwerfen lassen. Dies tangiere die medizinische Ethik. Alternative Heilverfahren seien, da unwirksam, eigentlich gar keine Medizin, sondern Pseudomedizin. Alternativmediziner könne man als Trittbrettfahrer ansehen, denen es nur um das Ausnutzen eines allgemeinen Trends gehe. Eine von unwirksamen Alternativverfahren befreite Medizin hingegen wäre nicht nur besser und wirksamer, sondern auch ehrlicher, so die These. Dieser Auffassung stehen Zahlen gegenüber, die ein solch negatives Bild nicht gerade untermauern. Fast siebzig Prozent der deutschen Bevölkerung stehen den alternativmedizinischen Heilverfahren positiv gegenüber und wünschen sich eine kombinierte Anwendung von Schulmedizin und Alternativmedizin. Von den 150 000 ambulant tätigen Ärzten wenden fast die Hälfte regelmäßig oder bei Bedarf Behandlungsverfahren an, die nicht zur offiziellen Schulmedizin gehören. Über 40 000 von ihnen haben sich in Naturheilverfahren und alternativen Heilmethoden weitergebildet.

Die Argumente der Gegner der alternativen beziehungsweise komplementären Medizin lassen sich hinterfragen. Sie beruhen nämlich nicht auf zweifelsfreien und unumstößlichen Fakten. Das aber wird suggeriert. Es ist also angebracht, die medial immer häufiger zu vernehmenden »Globuli weg!«-Rufe selbst kritisch zu beleuchten. Interessant dabei ist, der Frage nachzugehen, ob Homöopathie & Co. tatsächlich nur Placebos sind, und wie robust die Fakten sind, die dafür sprechen. Auf Problemsituationen mit einer Reduzierung des Angebots zu reagieren, muss eigentlich gut begründet werden. Selbst wenn die Argumente, die für ein »Entrümpeln der Medizin« sprechen, auf den ersten Blick einleuchten mögen, ist ein Nachhaken und Hinterfragen angebracht. Eigentlich sollte es als Zeichen eines aufgeklärten Geistes gelten, einfache Antworten und eingängige Thesen kritisch unter die Lupe zu nehmen, auch wenn sie auf den ersten Blick wissenschaftlich begründet erscheinen.

Aufschlussreich dürfte ein Blick in die Zukunft sein: Wie sieht die Medizin aus, wenn es keine alternativen Heilverfahren mehr gibt? Was bedeutet das für die Patienten und was für die Versorgung gerade chronisch Kranker? Bei genauerem Hinsehen ist es nicht mehr ohne Weiteres nachvollziehbar, dass sich die Medizin verbessern würde, wenn alternative Therapieangebote verschwänden. Jede Studie, die die Wirksamkeit eines Medikamentes überprüfen soll, zeigt unmissverständlich, dass es niemals eine hundertprozentige Wirksamkeit aufweist. Eine nachgewiesene Wirksamkeit gegenüber Placebo sagt noch nichts darüber aus, ob ein Mittel im konkreten Einzelfall tatsächlich auch wirkt. Die vielen »austherapierten« Kranken zeigen das mehr als deutlich an: Patienten nehmen Alternativmedizin vor allem dann in Anspruch, wenn sie von der konventionellen Medizin keine Hilfe erhalten haben. Das ist vor allem bei chronischen Krankheiten der Fall. Was machen sie, wenn die Medizin in solchen Fällen keine Alternativen mehr anzubieten hat?

»Alternativlos« war das Unwort des Jahres 2010. In ihrer Begründung stellte die Jury damals fest, dass mit diesem Ausdruck auf sachlich unangemessene Weise dargelegt werde, bei einem Entscheidungsprozess gebe es von vornherein keine Alternativen und damit auch keine Notwendigkeit der Diskussion und Argumentation. Auch wenn diese Einschätzung auf die Situation in der Politik bezogen war, lässt sie sich doch ohne Abstriche auf die Auseinandersetzung um die Alternativmedizin übertragen. Sollte man nicht erst dann etwas aus der Medizin entfernen, wenn man etwas nachweislich Besseres anzubieten hat? Eine »alternativlos« gewordene Medizin verweigert sich nicht nur einer therapeutischen Vielfalt und Pluralität, sie legt die ganze »Bürde des Heilens« letztlich auf ihre eigenen Schultern – was aber, wenn diese nicht mehr tragen?

Darf die sanfte Medizin kritisiert werden?
Aber ja doch!

Die Einschätzung der verschiedenen medizinischen Heilsysteme ist in der Bevölkerung recht asymmetrisch. Das Wort Schulmedizin hat keinen allzu guten Ruf, steht es doch für eine kalte, gewinnorientierte und nebenwirkungsreiche Apparatemedizin, für die Patienten nur Nummern sind, die am Fließband abgefertigt werden. Schulmediziner gefährden das Leben ihrer Patienten, indem sie zu viele chemische Medikamente verschreiben, zu viel operieren und in der Behandlung zu viele Fehler machen – so die Einschätzung. Zu ihr gehört auch die Gewissheit, dass im Hintergrund Big Pharma die Fäden zieht, an denen kranke Menschen wie Marionetten manipuliert werden. Was an dieser Bewertung auch tatsächlich stimmen mag: die Schulmedizin hat ein Imageproblem. Das wird noch dadurch verstärkt, dass es scheinbar eine »bessere Alternative« zur Schulmedizin gibt: die Alternativmedizin.

Alternative und komplementärmedizinische Verfahren werden von der Mehrzahl der Bevölkerung in einem ganz anderen Licht gesehen. Ob Pflanzenheilkunde, Homöopathie, Anthroposophische Medizin, chinesische Medizin, Osteopathie oder Yoga: Sie alle gelten als ganzheitlich, sanft und frei von Nebenwirkungen. Hier nimmt man sich Zeit und kümmert sich auch um Geist und Seele der Patienten. Alternativmedizin kann selbst dann noch helfen, wenn die Schulmedizin versagt. Krasser könnte die gegensätzliche Einschätzung von Schul- und Alternativmedizin nicht sein. Doch diese unterschiedlichen Bilder sind eigentlich Karikaturen, holzschnittartig vereinfachte Darstellungen einer viel komplexeren Situation. Feder oder Pinsel führt dabei meist das Gefühl, nur bedingt der Verstand.

Die allermeisten, die die Schulmedizin kritisieren, sind froh, wenn sie bei einem medizinischen Notfall umfassend und kompromisslos schulmedizinisch versorgt werden. Unzählige Menschen verdanken der modernen Notfallmedizin ihr Leben. Dank hochentwickelter Medizintechnik können kaum mehr gehfähige Arthrosekranke sich wieder schmerzfrei bewegen, gewinnen Beinamputierte in den Sprintwettbewerben bei den Paralympics Goldmedaillen und werden Taube wieder hörfähig. Die deutliche Steigerung der Lebenserwartung in den letzten Jahrzehnten ist zu einem großen Teil den Leistungen der modernen Schulmedizin zu verdanken. Man muss schon ideologisch verblendet sein, um dies alles zu ignorieren – oder aber von der Schulmedizin traumatisiert.

Ja, Schulmedizin kann nicht nur heilen, sie kann auch Wunden schlagen, unblutige, da im Seelischen verborgene. Sie wurden nicht mit dem Skalpell gesetzt, sondern durch Empathiemangel, durch Verdinglichung der Person des Kranken, durch den Ersatz von ärztlicher Wertschätzung durch Pillen, Apparate und eine Fließbandtherapie auf höchstem wissenschaftlichem Niveau. All das begann, als man das Wort Heil*kunst* durch den Begriff der Heil*kunde* ersetzte, als das Heilen nicht mehr als eigentlich kreativer und zutiefst individueller Dienst des Menschen am Menschen verstanden wurde, sondern als rein rationale Wissenschaft, die man bedenkenlos den Naturwissenschaften zuordnen konnte. Menschen scheinen diese Verschiebung in der Zuordnung instinktiv wahrzunehmen, insbesondere, wenn sie zu Patienten geworden sind. Dann spüren sie, dass sich hier etwas Grundlegendes verändert hat, das der Medizin als Ganzes nicht guttut. Und dann gehen auch solche zum Handaufleger, die bisher alles Alternative in der Medizin als Scharlatanerie und Humbug verdammt haben. Inkognito und bei Nacht und Nebel, aber sie gehen. Denn Kranke suchen Heilung wie der Gebirgsbach das Tal.

Es ist nicht von der Hand zu weisen, dass Patienten bei Alternativmedizinern Linderung oder gar Heilung finden können, die ihnen die Schulmedizin nicht geben konnte. Das Vertrauen in medizinische Alternativen kann aber auch Gefahren mit sich bringen, dann nämlich, wenn es zu einer Glorifizierung dieser unkonventionellen Angebote führt – und zu einer unkritischen Hinwendung zu alternativen Heilverfahren, mit einer gleichzeitigen Abkehr von der Schulmedizin. In einer solch extremen Weise werden das sicher nur wenige Menschen tun, doch die potenzielle Gefahr hierfür besteht durchaus, und daher sollte das Problem auch klar benannt und offen diskutiert werden. Überzeugte Verfechter der Naturmedizin wehren Kritik aber nicht selten schroff ab und wittern dahinter unlautere Beweggründe. Doch so einfach darf man es sich nicht machen.

Selbstkritik ist nicht Zeichen von Schwäche. Aber Selbstkritik ist nicht jedermanns Sache. Selbstkritik bringt Zweifel und Verunsicherung mit sich. Eigene Überzeugungen könnten ins Wanken geraten und die so wichtige »Sicherheit im Denken« gefährden. Wer diese Gefahr in Kauf nimmt und bereit ist, notfalls auch bisherige Grundsätze zu hinterfragen oder gar zu revidieren, beweist nicht nur Mut, sondern Demut – intellektuelle Demut nämlich, die von der Gewissheit ausgeht, dass all unser Wissen vorläufig und niemals absolut und »in Stein gemeißelt« ist. Die gegenwärtig immer lauter werdende Kritik an alternativen Heilverfahren sollte also zunächst einmal offen angenommen und auf ihre Stichhaltigkeit überprüft werden. Nicht wenige Vertreter der Alternativmedizin wagen diesen Schritt aber gar nicht, und sind noch immer in einem panischen Abwehrreflex gefangen. Was natürlich auch verständlich ist: Wenn uns schon Gefahr von außen droht, weshalb sollen wir auch noch Selbstzweifel in uns säen? Wer aber vor Selbstzweifeln Angst hat und vor ihnen flieht, hat wohl auch einen Mangel an Selbstvertrauen. Vielleicht auch zu wenig Vertrauen in die eigenen Methoden?

Dabei ist die Angst der Freunde von Globuli & Co. eigentlich gar nicht begründet. Wer den Totstellreflex überwindet

und nüchtern die Darlegungen der Gegner der Alternativmedizin abklopft, wird schnell merken: So solide und wissenschaftlich fundiert ist deren argumentatives Fundament gar
nicht. Was vernünftig klingt, muss vernünftig nicht sein. Und
was an der Kritik tatsächlich rational und nachvollziehbar ist,
entpuppt sich bei genauerem Hinsehen manchmal gar nicht
als Argument gegen die Alternativmedizin. Dass es in dieser
mitunter Scharlatane gibt, die haltlose Heilsversprechungen
machen, ist nicht hinnehmbar und es muss gegen sie vorgegangen werden. Aber verläuft die Demarkationslinie zwischen
Scharlatanerie und ethisch verantwortungsbewusster Medizin
exakt zwischen Alternativ- und Schulmedizin? Hat die Schulmedizin kein Problem mit Scharlatanen? Ist die Schwierigkeit
der Alternativmedizin, wissenschaftlich exakte Belege für ihre
Wirksamkeit vorzulegen, ein Beweis dafür, dass sie unwirksam ist? Jeder wissenschaftstheoretisch Geschulte wird diese
Frage verneinen, schließlich gilt: Das Fehlen eines Beweises
kann nicht als Beweis für die Widerlegung einer These interpretiert werden. Warum wird dann dieses (Schein-)Argument
immer wieder neu aufgewärmt? Und dass die Homöopathie
keine Naturheilkunde im klassischen Sinne ist, sie aber bisweilen
len so vermarktet wird, ist sicher nicht in Ordnung und kann
zur Irreführung von Patienten beitragen. Aber darf Naturheilkunde nur im klassischen Sinne von Wasser, Luft, Bewegung
und Ernährung definiert werden? Ist Natur nur im Sinne der
Naturwissenschaft erklärbar, die noch immer auf dem mecha-
nistischen und materialistischen Modell eines Descartes und
der Physik eines Newtons beruht?

Eines fällt auf: Der Kritik an der Alternativmedizin fehlt es
an einem konstruktiven Element. Konstruktiv ist Kritik immer
dann, wenn sie auf Schwachstellen und Missstände hinweist
und Lösungsansätze zur Veränderung anbietet oder zumindest solche einfordert. Dabei bleibt sie auf der Sachebene
und geht nüchtern und mit wenig Emotion vor. Vor allem verurteilt sie nicht und wertet andere nicht ab. Diese Merkmale
fehlen bei der Kritik an alternativen Heilverfahren häufig.

Stattdessen präsentieren die Kritiker offen ihre destruktiven Absichten, indem sie sich dazu bekennen, alternative Heilverfahren aus der Medizin eliminieren zu wollen. Vor allem die organisierten Homöopathiekritiker scheuen sich nicht davor, öffentlich zu bekennen, die Reputation, die die Homöopathie in der Gesellschaft genießt, zu zerschlagen und ihr im Gesundheitswesen keinen Platz mehr einräumen zu wollen, ja, sie nach über zweihundert Jahren endlich auf dem Friedhof der Medizingeschichte zu begraben. In dieses Bild passt auch, dass sie keine öffentliche Diskussion über Globuli wollen, sondern von der Politik verlangen, die Gesetze so zu ändern, dass es nicht mehr möglich sein wird, homöopathische Arzneimittel herzustellen, in Apotheken zu vertreiben oder von Ärzten verschreiben zu lassen.

Solch ein Vorgehen verlangt, dass man sich seiner Sache absolut sicher ist. Das sind sich die Gegner von Globuli & Co. auch. Für sie gibt es nicht den geringsten Zweifel, dass Alternativmedizin Humbug ist. Diese Überzeugung führt sie dazu, auch zum Mittel der destruktiven Kritik zu greifen, ohne dabei »kalte Füße« zu bekommen. Die Ironie dabei ist, dass sich die Gegner der Alternativmedizin selbst als »Skeptiker« bezeichnen. Der philosophische Skeptizismus hat den Zweifel zum Programm erhoben. Er zweifelt sogar daran, dass der Mensch überhaupt etwas absolut und vollständig erkennen kann, und postuliert, dass es daher unmöglich ist, letztgültige Behauptungen aufzustellen.

Im Gegensatz zu den skeptizistischen Philosophen vertreten die modernen »Skeptiker« einen selektiven Skeptizismus. Vor allem zweifeln sie an allem, was den Anschein von Irrationalität erweckt. Dazu zählen sie auch die Alternativmedizin. Vom Zweifeln explizit ausgeschlossen haben sie aber ihre eigene Haltung gegenüber dem Irrationalen in der Welt. Am derzeit herrschenden materialistisch-naturalistischen Weltbild der Naturwissenschaft und seinen Schlussfolgerungen dulden sie keinen Zweifel. Es ist für sie absolut und muss von jeglicher Skepsis ausgeklammert bleiben. Das ist ihr Dogma.

Wenn man jedoch seinen Skeptizismus dogmatisch untermauern muss, kann es mit einer wahrhaft skeptischen Grundhaltung nicht weit her sein.

Kritik und Kritikfähigkeit scheinen demzufolge Schwachpunkte in der Debatte um die Alternativmedizin zu sein. Eine kritische Auseinandersetzung mit diesen Methoden könnte helfen, besser die Spreu vom Weizen zu trennen und Missstände zum Wohl der Patientinnen und Patienten zu beseitigen. Dazu muss man diese konstruktive Form der Kritik aber wollen. Scheinbar scheuen sie beide Seiten, wenn auch aus unterschiedlichen Gründen. Deshalb verwundert es nicht, dass die Auseinandersetzung mittlerweile Züge eines Glaubenskrieges annimmt.

I. Der große Kehraus

1. Make medicine great again!

Wenn es um Medizin geht, geht es um Menschen, Tiere und auch Pflanzen, Lebendiges jedenfalls. Nur hier funktioniert Medizin. Andernorts nennt man es Reparatur. Medizin gibt es nur in einer lebendigen Welt. Und in einer solchen leben wir. Man fragt sich nur, wie lange noch. Die Daten zur ökologischen Entwicklung unseres Planeten zeichnen kein rosiges Bild. Wenn es nach dem Urteil vieler Wissenschaftler geht, steht uns das Wasser bald bis zum Hals. Venedig hat inzwischen die Vorboten dieser Entwicklung zu spüren bekommen. Härter wird es wohl die Bewohner so mancher Südseeinseln treffen, die in absehbarer Zeit untergegangen sein werden. Man müsste endlich handeln, und das schnell und rigoros.

Vor einiger Zeit haben Schülerinnen und Schüler den Freitag für sich entdeckt und für ihren eigenen Protest reserviert. Wenigstens ein Teil der Jugend. Ja, es muss sich etwas ändern. Das sagen auch viele andere, meist ältere Leute. Auch sie sehen sich metaphorisch mit dem Wasser verbunden: Für sie rauschen Land und Kultur den Bach hinunter. Ihr Zukunftsszenario sieht jedoch anders aus. Für sie sind die zentrale Gefahr nicht Klima und Mikroplastik, sondern Geflüchtete und Moslems. Anders als die jungen Freitagsdemonstrierenden sind sie ein gutes Stück weiter. Sie haben ihre Protagonisten in einigen Ländern schon in Regierungspositionen gewählt. Als politische Horror-Clowns huldigen diese der Macht der egoistischen Rücksichtslosigkeit und bekommen von einem verschwörungstheoretisch manipulierten Fußvolk dafür reichlich Applaus und Wählerstimmen.

Was hat das mit dem Thema zu tun, über das hier nachgedacht werden soll? Auf den ersten Blick scheinbar wenig bis nichts. Auf den zweiten (so man einen solchen zulässt) entblättern sich gewisse Zusammenhänge. Auch auf dem Gebiet der Medizin gibt es rasante Entwicklungen. Manche bringen uns weit voran und versprechen die Heilung bisher nicht behandelbarer Krankheiten. Andere bedrohen uns durch das Aufkommen neuer Leiden, die nicht beherrschbar sind, und die dafür verantwortlich sein werden, dass die Lebenserwartung in absehbarer Zukunft wieder sinkt. In den USA scheint es schon so weit zu sein. Nicht selten sind Chancen und Gefahren dieser Entwicklungen eng miteinander verknüpft, was die Sache deutlich komplizierter macht. Auch die Medizin hat ihre Krise. Auch in ihr muss sich etwas ändern. Braucht auch sie eine Protestbewegung?

Pflegekräfte gehen immer wieder auf die Straße, um gegen den real existierenden Irrsinn ihres Berufsalltags in Kliniken, Heimen und ambulanten Diensten zu protestieren. Hier hat die Politik inzwischen verstanden und ist medienwirksam am Flicken. Keine Frage: Wir schaffen auch das. Ihr Wort in jedermanns Ohr, nur: Wer flickt, muss sich nicht an Neues wagen. Nicht an Grundsätzliches und nicht an Revolutionäres. Eigentlich ist es doch einfach, sagt man: Wenn Pflegekräfte fehlen, dann müssen mehr eingestellt werden. Osteuropa hat genügend, scheinbar auch Mexiko. Also, her damit. Die Zahlen müssen stimmen: Nur so und so viel Patienten pro Pflegekraft, dann sind die Probleme in der Pflege gelöst. Flicken geht auch, ohne die Gesellschaft vom Sofa hochzuscheuchen.

Auf einer ähnlichen Ebene gelagert ist das Problem des Zeitmangels und der Durchschleusung durch den Gesundheitsbetrieb. Darüber klagen wir alle – Privatversicherte vielleicht etwas weniger. Doch auch sie kommen nicht drum herum, sich ins System eingliedern zu müssen. Und das geht nur als

Nummer. Die Welt der Zahlen beherrscht auch das Gesundheitssystem durch und durch: Warten, bis man dran kommt und dann nicht murren, wenn man nach fünf Minuten als abgearbeitet abgehakt wird. Zahl und Zeit bestimmen über des Patienten verständlichen Wunsch: wenn möglich, bald wieder gesund zu werden. Man würde ja gern, heißt es auf Seiten der Weißkittel, doch kann man halt nicht. Man glaubt es ihnen – zumindest den meisten. Dann müsse die zeitintensive »sprechende Medizin« mehr vergütet werden, wird gefordert. Dann eben dreißig statt drei Minuten pro Patient. Löblich, seufzt der Hausarzt und ahnt, dass er die Sprechstunden nun bis nach Mitternacht ausdehnen muss, um sein wohlgefülltes Wartezimmer bis zum letzten Kranken abarbeiten zu können.

Sowohl die Probleme bei der Pflege als auch jene bei der ärztlichen Versorgung ließen sich wohl nur durch grundlegende strukturelle Veränderungen lösen. Man könnte, wenn man wollte. Warum das nicht angegangen wird, liegt an dem, was sich hinter dem »man« verbirgt: die unzähligen Interessen der im Gesundheitswesen Beteiligten. Pfründe gibt man so schnell nicht auf, ebenso wenig Privilegien, noch weniger den Profit, den man einheimst. Das Gesundheitswesen ist nicht heiliger als jedes andere Wirtschaftssystem, nur weil es bei ihm ums Heilen geht.

Heilen. Das ist das nächste große Problemfeld in der Medizin. Ein großes Wort, das vielschichtige Assoziationen hervorruft. Diese reichen vom Auswechseln defekter Gelenke mit Endoprothesen, über das Abtöten gefährlicher Krankheitserreger mittels Antibiotika, bis hin zum Handauflegen und Gesundbeten durch Schamanen und Geistheiler. Auch hier haben wir mit Problemen zu kämpfen. Nur ist die Ebene eine andere. Hier geht es ums eigentliche Wesen der Medizin, nicht um die Rahmenbedingungen ihrer praktischen Umsetzung. Es stellt sich die Frage, wie gut oder wie schlecht das Heilen geschieht, ob es zentral dem jeweiligen Patienten dient oder ob es mehr schadet als nützt. Auch in diesem Bereich sind nicht wenige Probleme zu beklagen:

Es gibt immer mehr chronisch kranke Menschen, bei denen die übliche Medizin nur bedingt helfen kann, zum Beispiel bei Allergien, Autoimmunkrankheiten, Krebs. Die Zahl dieser Krankheiten soll in den letzten vier Jahrzehnten um das Drei- bis Vierfache gestiegen sein – und auch beständig weiter steigen. Psychische Krankheiten werden vor allem im Kindes- und Jugendalter zu einem ernsthaften Problem. 2018 waren laut Robert-Koch-Institut fast siebzehn Prozent der Kinder und Jugendlichen psychisch auffällig. Die Nebenwirkungen von Medikamenten sind mittlerweile zur dritthäufigsten Todesursache geworden. Rund zwei Millionen Deutsche sind heute medikamentensüchtig. Das bringt wirtschaftliche Folgekosten in Höhe von vierzehn Milliarden Euro pro Jahr mit sich. Laut WHO sollen 2050 weltweit rund zehn Millionen Menschen an Infektionen sterben, gegen deren Erreger keine Antibiotika mehr wirksam sind. Pro Jahr werden in Deutschland über acht Tonnen Humanarzneimittel in die Umwelt abgegeben, sodass wir heute schon Rückstände von Arzneimitteln und Röntgenkontrastmitteln im Trinkwasser nachweisen können. All diese Probleme hängen damit zusammen, wie wir Medizin betreiben und wie wir heilen. Sie dürften schwieriger zu bewältigen sein als die strukturellen Probleme des Gesundheitssystems.

Dann soll es noch ein weiteres Themenfeld geben, das der Medizin zunehmend Schwierigkeiten bereite: die Alternativmedizin. Sie stehe der wissenschaftlichen Weiterentwicklung der Medizin im Wege und täusche Patienten mit falschen Heilsversprechen. Allen voran treffe dies auf die Homöopathie zu, die wohl wichtigste und verbreitetste (aber auch umstrittenste) Methode der sogenannten »Außenseitermethoden«. Wer sich auf dieses angeblich nachgewiesenermaßen unwirksame Verfahren einlasse, riskiere Leib und Leben. So jedenfalls argumentieren die Verfechter einer »wissenschaftlichen Homöopathiekritik«, die in der Öffentlichkeit mit Nachdruck die Ausgrenzung dieser Heilmethode aus der Medizin fordern: keine Globuli mehr im Arzneimittelgesetz, keine Globuli mehr in der Arztpraxis, keine Globuli mehr in der Apotheke. Doch die

Eliminierung aus dem Kanon der »richtigen« Medizin soll nicht nur die Homöopathie betreffen. Mittel- bis langfristig sollen auch alternative Heilmethoden wie Akupunktur, Osteopathie, Anthroposophische Medizin, Schüßlersalze, Spagyrik oder Yoga aus der Medizin verschwinden. Grund: Sie alle könnten ihre Wirksamkeit wissenschaftlich nicht unter Beweis stellen. Dies sei aber für eine rationale Medizin unabdingbar. Kurz: Die Medizin müsse dringend bereinigt und ausgemistet werden. Was nicht wirkt, gehöre nicht in die Medizin. Ziel: eine rationalistische Einheitsmedizin, die nichts mehr enthält, was strenge naturwissenschaftliche Kriterien nicht erfüllen kann oder diesen widerspricht.

Gibt es (abgesehen von Ansätzen im Bereich der Pflege) aktive Protestbewegungen, die die Probleme der Medizin offen ansprechen und nachhaltige Lösungen fordern? Gegen die Bedrohung durch zunehmende Nebenwirkungen, gegen die Umweltbelastung durch Arzneimittel, gegen die Alternativmedizin? Eigentlich gibt es im ganzen Bereich der Medizin nur eine einzige stramm durchorganisierte Protestbewegung. Es ist jene gegen die Homöopathie und die alternativen Heilverfahren. Sie ist zwar vergleichsweise klein, dafür aber umso lauter, schlagkräftiger und vor allem: effektiver. Sie wird gesteuert von der sogenannten »Skeptikerbewegung«, der es darum geht, Wissenschaft und Gesellschaft von allem zu bereinigen, was den Anstrich von Irrationalität hat und was mit einem streng naturwissenschaftlichen Weltbild nicht vereinbar ist.

Die erste Skeptikerorganisation wurde in den 1970er-Jahren von dem Philosophen Paul Kurtz in den USA gegründet. 1987 folgte mit der *Gesellschaft zur wissenschaftlichen Untersuchung von Parawissenschaften* (*GWUP*) ein Ableger in Deutschland. 2016 wurde von den Skeptikern das *Informationsnetzwerk Homöopathie* (*INH*) gegründet, das sich seither speziell dem »Problem Homöopathie« widmet. Eng verbunden sind die Skeptiker mit humanistisch-atheistischen Kreisen, die für eine Eliminierung des Religiösen aus der Gesellschaft streiten. In ihren Zielen zeigen beide Gruppierungen Tendenzen, die in der heutigen Gesellschaft immer mehr um sich greifen: Schutz des vermeintlich Bedrohten durch Grenzziehung und Ausgrenzung.

So ähnelt der Protest gegen die Alternativmedizin in manchem den konservativ-reaktionären Bewegungen, die man inzwischen rund um den Globus beobachten kann. Hier wie dort geht es um das scheinbare Bedrohtwerden durch Fremdes, Andersartiges und Unbekanntes, etwas, das nicht so ist wie man selbst, nicht so denkt, fühlt, handelt. Etwas, das unsere Ordnung bedroht, Bekanntes und Bewährtes in Frage stellt, etwas, was Angst macht. Donald Trumps »America first« und die Anti-Homöopathie-Kampagne der Skeptiker stehen sich näher, als man meinen mag – nicht politisch, wohl aber ihrer jeweiligen Intention nach. Was dort die »alten weißen Männer« (natürlich auch Frauen) sind, sind hier die jungen akademischen Eliten, deren Welt eine streng rationalistische ist. Ihre Vision für die Medizin von morgen ist die uneingeschränkte Vormacht der Ratio und das Unterordnen der medizinischen Erfahrung und Praxis unter ein naturalistisch-materialistisches Weltbild. Dies scheint eine Vision des Fortschritts zu sein, entpuppt sich bei genauerem Hinsehen aber als ein Zurück in »gute alte Zeiten«, als der weiße Kittel noch etwas Bestimmtes ausdrückte: die Macht des Wissens. Sie träumen von einer Rückbesinnung auf die Tugend des Anerkennens von nicht zu hinterfragenden Gewissheiten. Sie träumen davon, dass nur die ein Zugangsrecht ins Heilige Land der Medizin erhalten, die unverrückbar auf dem Boden der Naturwissenschaften stehen und somit keine Gefahr für das herrschende Weltbild darstellen. Sie träumen von Mauern, sie träumen von Grenzen, sie träumen von neuer alter Größe: »Make medicine great again!«

Nur einer widerstrebt scheinbar dem hehren Ziel: der Mensch, vornehmlich dann, wenn er zum Patienten geworden ist. Er hält wenig davon, nur noch eine genormte Einheitsmedizin vorgesetzt zu bekommen. Er würde diese vielleicht dankbar annehmen, könnte sie ihr Versprechen nur halten:

Dass sie nämlich eine immer wirksame Medizin ist, die dem kranken Menschen stets nur Gutes angedeihen lässt. Sie mag eine wissenschaftlich belegte Medizin sein, aber das ist keineswegs eine Garantie für Wirksamkeit im konkreten Einzelfall. Jeder Arzt kennt das ungute Gefühl, seinem Patienten gegenüberzusitzen und nur noch mit den Achseln zucken zu können: Tut mir leid, da kann man nichts mehr machen. Wird es solche Situationen in einer von Globuli & Co. befreiten Medizin nicht mehr geben? Wenn doch: Was machen diese Patienten dann? Ergeben sie sich ihrem Schicksal? Oder gehen sie woanders hin? Aber wohin, wenn es keine Alternativen mehr gibt ...?

2. Weltbild in Gefahr

Die Bewegung der sogenannten Skeptiker hat ein klares Ziel: Das naturwissenschaftliche Weltbild muss vor Bedrohungen aus esoterischen und religiösen beziehungsweise pseudoreligiösen Kreisen geschützt werden. Das verlangt eine Verteidigungshaltung und die Bereitschaft zum Kampfeinsatz. So sehen sich die verschiedenen Skeptikerorganisationen (allen voran das *Informationsnetzwerk Homöopathie*) auch nicht als Diskussionsplattform für einen Diskurs zwischen Schulmedizin und Alternativmedizin. Sie haben klare Positionen, die für sie nicht verhandelbar sind. Dazu gehört auch, dass medizinische Verfahren, die nicht mit der Naturwissenschaft kompatibel sind, nichts im Gesundheitswesen verloren haben. Für Skeptiker haben die meisten alternativen Heilmethoden einen esoterischen Unterbau und sind wissenschaftsfeindlich. Ihre Aufklärungsarbeit besteht darin, Politik und Gesellschaft von dieser Prämisse zu überzeugen. Die Skeptiker sehen sich selbst als eine Kampftruppe im Dienste der wissenschaftlichen Aufklärung, deren Früchte sie bedroht sehen.

Hier dürften sie so unrecht aber nicht haben. In den letzten Jahren zeigt sich in der Tat ein zunehmender Wildwuchs an irrwitzigsten Theorien, meist solchen mit klarem Verschwörungscharakter: Für manche Zeitgenossen scheint es plausibler zu sein, dass die Erde eine Scheibe ist als eine Kugel, dass die Mondlandung gar nicht stattgefunden hat, sondern eine riesige, weltumspannende Inszenierung war, oder dass menschliches Handeln überhaupt nichts mit der Klimaerwärmung zu tun hat, sondern dass diese nur eine ganz natürliche Entwicklung ist. Oder aber, dass alle Klimadaten gefälscht sind. Dagegen sollen wir regelmäßig mit Chemikalien vergiftet werden, die in riesigen Tanks aus Flugzeugen abgelassen werden. Böse Mächte arbeiten im Hintergrund, um Kontrolle über uns zu gewinnen und uns zu beherrschen. Möglicherweise stecken da gar keine Menschen dahinter, sondern Reptiloiden, die schon das ganze politische System durchseucht haben.

Für Gegner der Alternativmedizin steht fest: Wer an Globuli, Akupunkturnadeln oder heilende Hände glaubt, glaubt auch, dass die Erde flach ist. Für die Skeptiker gehört das zusammen. All diesen Überzeugungen gemein sei, dass sie auf völlig irrationalen Glaubenssystemen beruhten. Und eben diese seien es, die unser rationales Weltbild der Naturwissenschaften gefährdeten. Wer die Wissenschaft schützen und einen Rückfall in dunkle Zeiten des Mittelalters verhindern will, der muss sich aktiv gegen all diese Dinge stellen, so die Devise der Skeptiker. Dass ihre Aktivitäten dabei oft einen missionarischen Eifer an den Tag legen, verwundert nicht, irritiert die Skeptiker jedoch kaum, da es ja um eine wichtige und vor allem »gute Sache« geht. Natürlich ergeben sich mit so einer Haltung auch Einfallstore für Fanatismus und Fundamentalismus. Dass es solche Tendenzen bei den Skeptikern tatsächlich gibt, haben inzwischen auch einige Mitstreiter der Bewegung erkannt und sind aus der Szene ausgestiegen.

Skeptisches Denken ist wichtig. Erst durch ein konsequentes kritisches Hinterfragen gelang es dem Menschen, sich aus der Umklammerung eines magischen und irrationalen

Denkens zu befreien. Diese Errungenschaft zu bewahren und gegen Angriffe zu verteidigen, ist notwendig. Niemand wird vernünftige Gründe anführen können, die dieser Aussage widersprechen. Warum also soll man den Skeptikern kritisch gegenüberstehen und ihre Aktivitäten kritisieren? Die Frage lässt sich leicht beantworten, wenn man sieht, dass die erwähnten Einfallstore mittlerweile sperrangelweit offenstehen. In der Skeptikerbewegung droht der Skeptizismus auf den Kopf gestellt und durch sein Gegenteil, den Dogmatismus, ersetzt zu werden. Wer die Naturwissenschaft für sakrosankt erklärt, unterwirft sich einem bestimmten Weltbild. Wissenschaft hat etwas mit Erkenntnis zu tun, nichts aber mit Weltbildern gleich welcher Art.

Das naturalistisch-materialistische Weltbild der Skeptiker selbst skeptisch zu beleuchten, heißt nicht, dessen Erkenntnisse für falsch zu halten. Naturwissenschaftliche Fakten bleiben Fakten und geben einen Sachverhalt zweifelsfrei richtig wieder – zumindest so lange, bis nicht neue Erkenntnisse neue Fakten schaffen. Wenn mein Badethermometer 38 Grad Celsius anzeigt, dann sind das 38 Grad, auch wenn ich das Gefühl habe, es seien gerade mal 32 Grad. Niemand kann verlangen, ernstgenommen zu werden, wenn er behauptet, weil er dieses Empfinden habe, sei die Anzeige des Thermometers falsch (vorausgesetzt, es ist geeicht). Die Kritik von Skeptikern an Vertretern der alternativen Heilweisen zielt nicht selten in diese Richtung: Alternativmediziner würden Meinungen zu Fakten erklären und tatsächliche Fakten ignorieren. Inwieweit diese Vorwürfe zutreffen, wird noch zu erörtern sein. Wichtiger scheint in diesem Zusammenhang die Frage zu sein, was am naturwissenschaftlichen Weltbild zu beanstanden ist. Auch hier kann man die Antwort kurz machen: Nichts, solange es nicht verabsolutiert wird, nicht zur Grundlage für alles und jedes in dieser Welt erhoben wird und man einen Paradigmenwechsel in den Wissenschaften, der grundlegend neue Erkenntnisse bringen kann, kategorisch ausschließt. Genau das aber machen die Vertreter der Skeptikerbewegung. Damit verabschieden sie sich von der kritischen Skepsis und wechseln in das Lager eines wissenschaftlichen Dogmatismus, der vorgibt, Wahrheitsansprüche zu vertreten. Vor einer solchen Entwicklung innerhalb der Naturwissenschaften hatte schon der Physiker und Nobelpreisträger Max Born in der ersten Hälfte des 20. Jahrhunderts gewarnt. Für ihn waren Begriffe wie »absolute Richtigkeit«, »absolute Genauigkeit« und »endgültige Wahrheit« Hirngespinste, die man in keiner Wissenschaft zulassen dürfe. Der Glaube an eine einzige Wahrheit und ihr Besitzer zu sein, hielt der renommierte Physiker für die tiefste Wurzel allen Übels auf der Welt.

Die modernen Skeptiker lassen sich von solchen Einwänden nicht beeindrucken, selbst, wenn sie aus der Naturwissenschaft kommen. Die einzige Gefahr liegt für sie im Irrationalen und in allem, was sich der Einordnung in die Naturwissenschaft widersetzt. Nachdem das postmoderne Alles-ist-Möglich gescheitert ist, so ihre Devise, muss künftig harte Kante gezeigt werden. Und dazu gehört für sie die uneingeschränkte Akzeptanz der Vorherrschaft des naturwissenschaftlichen Denkens in allen Bereichen des Lebens. Diese rote Linie will kein Skeptiker überschritten sehen. Wo sie doch überschritten wird, muss aktive Gegenwehr geleistet werden. Und das ist für die Skeptiker bei der Alternativmedizin eindeutig der Fall.

3. Fakten, Fakes und Fast-Food-Denken

Den Wahrheitsanspruch der Naturwissenschaften begründen die Skeptiker mit der nachweisbaren Gültigkeit von Fakten, die die wissenschaftliche Erkenntnis erbracht hat. Fakten und Wahrheit stehen für sie auf einer Stufe. Und da wissenschaftliche Fakten nachweisbar, überprüfbar und nicht widerlegbar sind, dürfe man ihnen auch Wahrheitscharakter beimessen. Alles andere hieße, sie der beliebigen Interpretation preiszugeben – mit verheerenden Folgen für die Wissenschaft, aber auch für die aufgeklärte Gesellschaft. So verkehrt ist diese Auffassung ganz gewiss nicht. Sie bringt nur die Gefahr mit sich, etwas zu zweifelsfreien Fakten zu erklären (und mit dem Wahrheitsmerkmal zu adeln), was diesen Anspruch gar nicht erfüllt. Entsprechende Tendenzen kann man in der Argumentation der Skeptiker gegen die Alternativmedizin deutlich erkennen.

Fakten können als eine Art Totschlagargument dienen. Mit ihnen kann man jede Diskussion kurz machen und feststellen: So ist es, Punkt! Fakten sind schließlich Tatsachen, die objektiv zutreffen und richtig sind. Wer solche anzweifelt oder leugnet, stellt sich damit oft selbst ins Abseits und muss sich nachsagen lassen, »alternative Fakten« zusammenzubasteln und sie als Fake News unter die Leute zu bringen. Er oder sie gelten dann schnell als Verschwörungstheoretiker, die entweder ein Problem mit ihrem Intellekt haben oder böse Absichten im Schilde führen. Das kann dann so weit gehen, dass Homöopathen schon mal als »Reichsbürger in Birkenstock« oder »Globulidioten« denunziert werden. Kurz: Wer sich auf Fakten berufen kann, braucht keine Angst mehr vor Zweifeln zu haben und kann sich beruhigt auf der Seite der »Guten« beziehungsweise »Richtigen« wähnen und sich über all die »anderen« ärgern und/oder lustig machen. Doch was sind eigentlich Fakten?

In der objektiven Welt der Naturwissenschaften hat man es mit der Faktenlage vergleichsweise leicht. Das Normalhöhennull der Zugspitze liegt bei 2962,06 Metern, die maximale Tiefe des Bodensees liegt bei 251 Metern und unser Sonnensystem besitzt acht Planeten. Das sind alles überprüfbare und absolut richtige Tatsachen – bis auf das letzte Beispiel. Bis 2006 hatte unser Sonnensystem neun Planeten. Der äußerste, Pluto, wurde gestrichen. Also war die Faktenlage diesbezüglich bis 2006 eine andere als heute. Wahrscheinlich ist der Fakt, das Sonnensystem habe acht Planeten aber auch falsch, denn es wird allgemein angenommen, dass es möglicherweise doch einen neunten Planeten weit hinter Pluto gibt. Im Gegensatz zu den physikalischen Messwerten gehört die Anzahl der Planeten also zu einer ganz anderen Kategorie von Fakten. Man könnte sie variable »Definitionsfakten« nennen im Gegensatz zu den harten »Messungsfakten«.

Bei der ersten Kategorie definiert der Mensch den Rahmen, in welchem etwas bestimmt werden soll, in der zweiten misst er etwas von der Natur Vorgegebenes, was sich durch Überprüfung sicher bestätigen lässt. In der ersten Kategorie können sich die Verhältnisse und die daraus hergeleiteten Fakten ändern, in der zweiten nicht (es sei denn, man findet zum Beispiel im Bodensee irgendwann eine noch tiefere Stelle). Man könnte noch eine dritte Kategorie aufmachen und diese vielleicht »Beobachtungsfakten« nennen. Sie ähneln den »Messungsfakten«, beziehen sich aber nicht auf einzelne physikalische oder chemische Gegebenheiten, sondern sie haben komplexere Dinge zur Grundlage. Ein aktuelles Beispiel hierfür wäre die Situation des Klimawandels. Da werden Daten gesammelt, Studien gemacht und Modelle erstellt – alles auf neuestem wissenschaftlichem Stand. Es wird also exakt und genau beobachtet, um daraus verlässliche Aussagen zu machen. So entstehen die »Fakten zum Klimawandel«. Da sie wissenschaftlich korrekt erstellt wurden, gelten sie als richtig. Doch auch sie sind nicht unumstößlich. Aktuellere Daten können andere Aussagen nach sich ziehen. Folglich sind Fakten, die auf Basis wissenschaftlicher Forschung gewonnen wurden, objektiv richtig, müssen jedoch immer entsprechend interpretiert werden. Eigentlich sind Fakten, die keine rein physikalische oder chemische Basis haben, immer Interpretationen von Daten, die wiederum selbst hinterfragt werden können. So weit, so gut. Was aber hat das mit der Diskussion um die Alternativmedizin zu tun?

Die Argumentation der Skeptiker geht dahin, dass die Fakten eindeutig gegen die Wirksamkeit der allermeisten alternativmedizinischen Heilverfahren sprächen. Diese Aussage ist die Basis, auf die sich ihre Forderung stützt, Alternatives konsequent aus der Medizin auszusortieren und nur noch nachweislich Wirksames zu akzeptieren. Wenn man nun weiß, dass Fakten nicht gleich Fakten sind, dann stellt sich natürlich die Frage, wie die Fakten einzuordnen sind, die laut Skeptiker-bewegung zweifelsfrei gegen die Alternativmedizin sprechen sollen. Da man sich im Bereich der Medizin befindet, gilt die therapeutische Wirksamkeit als Maßstab. Bestätigen wissen-schaftliche Untersuchungen eine Wirksamkeit, dann gilt eine solche als »wissenschaftlich bestätigt«. Hierzu werden kli-nische Studien gemacht, die die Frage nach der Wirksamkeit beantworten sollen. Davon gibt es verschiedene Arten. Die höchste Aussagekraft wird den randomisierten Doppelblind-studien zugeschrieben, doch werden auch andere Studienty-pen zur Beurteilung herangezogen. Auch zu den verschiedenen alternativmedizinischen Heilverfahren gibt es wissenschaft-liche Studien unterschiedlichster Art. Nach Auffassung der Skeptiker konnten diese keine spezifische Wirksamkeit nach-weisen. Für sie ist dies ein zweifelsfreies Faktum auf wissen-schaftlicher Grundlage. Somit sei eine Eliminierung dieser Verfahren aus der offiziellen Medizin geboten und legitim. Wie eindeutig aber ist die Aussagekraft solcher Studien wirklich?

Hier muss man sehen, in welche Kategorie von Fakten die Studiendaten einzuordnen sind. Harte »Messungsfakten« sind sie sicherlich nicht, schon eher handelt es sich um »Beobach-tungsfakten«, also solche, die komplexe Systeme empirisch untersuchen und Daten erheben, die gedeutet werden müssen. Da einzelne Studien für sich genommen noch keine klare Aus-sage erbringen können, fasst man die Studienlage zusammen und erstellt sogenannte Reviews und Metaanalysen. Hierzu aber müssen Vorgaben und Kriterien erstellt werden, die genau zu definieren sind. Die Ergebnisse solcher Studienanalysen werden durch den Filter dieser Rahmenbedingungen bedingt. Werden sie verändert, verändert sich meist auch das Ergeb-nis. Das Analysieren und Auswerten von Studiendaten ist eine heikle Angelegenheit. Man kann noch so bemüht sein, die Feh-lerwahrscheinlichkeit so gering wie möglich zu halten, es wird nie ganz gelingen. Von harten Fakten sind solche Studiendaten also weit entfernt. Auch wenn wissenschaftliche Studien die Grundlage für die Beurteilung medizinischer Verfahren sind, ist ihre Aussagekraft – gleich in welche Richtung – eher als ein (wenn auch gut begründetes) Indiz zu werten, kaum aber als zweifelsfreier Beweis mit Wahrheitsanspruch.

Wenn das in der Wissenschaft allgemein bekannt ist, müsste man eigentlich alle Studien vorsichtiger interpretieren, als es heute geschieht. Jedenfalls ist es wissenschaftlich kaum nachvollziehbar, wenn man die Studienlage als objektiven, letztgültigen Beweis für eine Aussage heranzieht. Auch kann man auf deren Grundlage keine Schlussfolgerungen ziehen, die eine Art »Wahrheitscharakter« aufweisen sollen. In der Diskussion um die Alternativmedizin wird das jedoch häufig gemacht. Skeptiker legen die Studienlage oft so aus, als sei sie der »wissenschaftliche Beweis«, dass diese Methoden unwirksam seien. Oder sie formulieren diese Aussage zumindest so, dass man sie entsprechend interpretieren kann. Damit machen sie aus vorhandenen Fakten aber Fakes, denn solche Schlussfolgerungen sind wissenschaftlich unzulässig.

Beispiele, wie die Faktenlage zu Globuli & Co. manipuliert werden kann, gibt es viele. So verbreiteten homöopathiekritische Skeptiker vor einiger Zeit in den sozialen Medien die Aussage, die Fakten zur Homöopathie seien so unbestreitbar wie die Existenz der Mondphasen. Diese Behauptung ist schon deshalb Unsinn, weil sie verschiedene Faktenebenen miteinander verknüpft. Die Mondphasen lassen sich mittels Berechnungen aus Mathematik und Physik bestimmen. Für die Beurteilung eines medizinischen Heilverfahrens ist eine solche Herangehensweise nicht möglich. Durch die Verknüpfung der Ebenen wird aber suggeriert, die Behauptung, Homöopathie sei nicht wirksam, entspräche einer wissenschaftlichen Tatsache, die absolut unbestreitbar ist. Damit bekommt diese Aussage einen »Fake-Charakter«. Wer sich in der Materie nicht auskennt, wird das nicht bemerken und die Behauptung als gegeben und nicht anzuzweifeln einstufen.

Das Reduzieren auf simple Aussagen in der Debatte um die Alternativmedizin trägt mit zur Fake-Bildung bei. Bei der Homöopathie genügt ein einfaches »Nix drin, nix dran«, bei der Akupunktur ein »das Chi gibt es nicht« und bei der Cranio-Sacral-Therapie »pulsierende Liquorwellen sind reine Fantasie«. Wenn solche Behauptungen von wissenschaftlicher Seite gemacht werden, nimmt man sie für gewöhnlich als »wahr« an und ordnet sie als »nachweislich richtig« in sein Denksystem ein. Selbst wenn diese Aussagen zweifelsfrei richtig sein sollten, heißt das nur, dass das spekulative Wirkmodell solcher Methoden nicht den Tatsachen entspricht. Damit aber eine nachgewiesene Unwirksamkeit zu verknüpfen, ist nach wissenschaftlichem Verständnis nicht möglich. Sicher wissen das die Gegner der »sanften Medizin«, weite Teile der Bevölkerung vermutlich aber nicht. Deshalb lässt sich mit solchen Vereinfachungen über ein »schnelles Denken« bewusst spielen und die Meinungsbildung beeinflussen.

Die Einteilung in »schnelles Denken« und »langsames Denken« stammt von dem Wirtschaftsnobelpreisträger Daniel Kahneman. Danach bedienen wir Menschen uns im Alltag häufig einer schnellen Art des Denkens, weil Denken an sich anstrengend ist. Mitunter führt das Nachdenken über eine Sache auch nicht zu eindeutigen Antworten, sodass Zweifel bleiben. Da Zweifel aber häufig Hemmschuhe für ein aktives und zielgerichtetes Agieren sind, wollen wir sie vermeiden. Da hilft das »schnelle Denken«. Es arbeitet oft mit vom Intellekt leicht zu verwertenden Aussagen, die klar, eindeutig und einleuchtend sind. Oft läuft diese Art des Denkens automatisch und unbewusst ab, ist emotional eingefärbt und neigt zum Stereotypisieren. Ein solches Denken führt jedoch schnell zu Fehlschlüssen. »Langsames Denken« hingegen ist analytisch, logisch, bewusst und hinterfragend. Es sei ein wirksamer Schutz vor kognitiven Verzerrungen und daraus resultierenden Irrtümern, so Kahneman. So betrachtet ist »schnelles Denken« intellektuelles Fast-Food, das bequem ist, schnell sättigt, aber auf Dauer Probleme bereitet.

Die Kritiker der Alternativmedizin werfen dieser einen übersteigerten Hang zum »schnellen Denken« vor. Wer an die Wirkung von Globuli, Bioresonanz oder Kräutermixturen glaube, der blende die Realität aus, die eindeutig besage, dass eine solche Wirksamkeit gar nicht existiere. Er akzeptiere nur, was er glauben wolle und was mit seiner Weltsicht im Einklang stehe – also keine Zweifel erzeuge. Es braucht nun wenig analytischen Scharfsinn, um festzustellen, dass die Argumentationsweise der Skeptiker nicht weniger Elemente eines »schnellen Denkens« enthalten, als die von eingefleischten »Naturheilern«. Während letztere ihr »Fast-Food-Denken« wohl mehr unbewusst und instinktiv einsetzen (da sie um den Unterschied der Denkweisen vielleicht gar nicht Bescheid wissen), kann man davon ausgehen, dass die wissenschaftlich meist bestens geschulten Skeptiker das schnelle Vereinfachen als Strategie bewusst einsetzen. Wer weiß, wie die Masse tickt, hat es leicht, sie in seinem Sinne zu führen. Das ist das Wesen jeder Propaganda.

Vor allem in der mitunter emotional sehr heiß geführten Diskussion um die Homöopathie werden seitens mancher Globuli-Gegner häufig denunzierende Behauptungen aufgestellt, die auf das »schnelle Denken« der Menschen abzielen: »Homöopathie ist gefährlicher Voodoo-Zauber«, »Homöopathie ist Verschwörungstheorie«, »Homöopathen sind Betrüger und ziehen unschuldigen Patienten ihr Geld aus der Tasche«. Solche Aussagen werden häufig nicht hinterfragt, wenn sie aus scheinbar seriösen, wissenschaftlichen Kreisen kommen. Vor allem werden sie aus dem Grund als »bare Münze« genommen, weil sie auf dem zentralen Argument der Homöopathiegegner aufbauen, das man in etwa so zusammenfassen kann: »In Globuli ist nichts drin, deshalb können sie auch nicht wirken. Das kann gefährlich werden. Lasst also die Finger davon und nehmt nur, was wirklich wirkt!« Eine Aussage, der man kaum widersprechen kann, da sie scheinbar wissenschaftlich belegt ist, und zudem dem gesunden Menschenverstand entspricht. Leider hält sie aber einer Analyse durch ein »langsames Denken« nicht stand.

4. »Wissen, was wirkt«:
Mythos und Halbwahrheit zugleich

Von dem italienischen Priester, Astronomen und Philosophen Giordano Bruno stammt der Satz: »Aus einem kleinen Fehler am Anfang wird am Ende ein großer.« Wenn in einer Argumentationskette schon die erste Grundannahme falsch ist, dann sind es auch alle darauf aufbauenden. In der aristotelischen Logik nennt man das den »Proton Pseudos«, die »erste Lüge«. In der Diskussion um die Alternativmedizin gibt es auch eine Art erste Lüge. Es ist die Behauptung, man wisse heute genau, welche medizinischen Verfahren wirksam seien und welche nicht. In einem Werbetext zu einem kritischen Buch über Alternativmedizin sagt der bekannte Kabarettist und Arzt Eckart von Hirschhausen, es biete Orientierung und Wissen, damit jeder bessere Entscheidungen für eine wirksame Behandlung treffen kann. Hier ist der allseits anerkannte Medizin-Erklärer einem solchen »Proton Pseudos« aufgesessen. Niemand – und es sei nochmals eindeutig betont – *niemand* kann definitiv wissen, was im konkreten Fall einer Erkrankung *tatsächlich wirksam sein wird.*

Die Aussage nach dem »wirklich Wirksamen« dient als zentrale Grundlage für die Forderungen nach Eliminierung der alternativen Heilverfahren aus dem Kanon der Medizin. Da sie das Fundament der Kampagne gegen Globuli & Co. darstellt, hat sie eine große Bedeutung in der Argumentation. Ein Fundament muss fest und sicher stehen, soll ein darauf aufgerichtetes Gebäude einen sicheren Stand haben, ansonsten ist es dessen Achillesferse. Und hier hat der Kampf gegen Alternatives in der Medizin tatsächlich seinen wunden Punkt. Man erkennt ihn aber nur, wenn man sehr genau hinschaut und sich dem langsamen, also analytischen und logischen Denken verpflichtet fühlt.

Wie stellt man fest, ob ein medizinisches Heilverfahren oder ein Arzneimittel wirksam ist oder nicht? Dazu dienen seit einiger Zeit wissenschaftliche Studien. Wenn man sich früher lediglich auf die Erfahrungen in der Praxis verlassen konnte (die für Fehlinterpretationen sicher sehr anfällig sind), zeigen solche Untersuchungen heute ein objektives und damit verlässliches Bild. Bei methodisch hochwertigen, randomisierten klinischen Studien (den sogenannten RCTs) ist die wissenschaftliche Aussagekraft besonders hoch, denn die Studienteilnehmenden werden durch Zufall einer Gruppe zugeordnet, und meist wissen weder sie noch die Studienleiter, ob sie das Medikament oder ein Placebo gekommen. Da aber auch hochwertige RCTs die Gefahr von Verzerrungen nicht vollständig ausschließen können, macht man sogenannte Metaanalysen. In diesen werden zahlreiche Einzelstudien zusammengefasst und statistisch ausgewertet, um sich ein verlässliches Urteil bilden zu können. Zudem führt man systematische Übersichtsarbeiten durch, sogenannte Reviews, um das verfügbare Wissen über einen Sachverhalt zusammenzutragen. Solche Analysen wurden auch mit Methoden der Alternativmedizin durchgeführt. Diese zeigten meist ein uneinheitliches Ergebnis (was bei Studienanalysen nicht ungewöhnlich ist). Die einen sprachen für eine Wirksamkeit, andere dagegen. Seither gibt es einen oft verbissen geführten Studienstreit, der die Diskussion um das Pro und Kontra der Alternativmedizin allerdings keinen Schritt weiterbringt.

Jene, die alternative Heilverfahren aus der Medizin ausgrenzen wollen, sprechen davon, dass die Studienlage zu diesen Methoden keine Evidenz, also keinen Nachweis einer spezifischen Wirkung, ergeben hätten. Unwirksame Verfahren oder Arzneimittel aber dürften in der Medizin keine Anwendung finden, weil dies zu Lasten der Gesundheit der Patienten ginge. Die Bereinigung der Medizin müsse sich also am Kriterium der wissenschaftlich nachgewiesenen Wirkung orientieren. Einzige Richtschnur dürften hierbei die wissenschaftlichen Studien – allen voran die hochwertigen RCTs – sein. Kurz: Die RCTs belegen, ob etwas wirkt oder nicht. Diese Aussage aber ist ausgesprochen heikel, weil sie zu dem Fehlschluss verleitet, mittels Studien könne man vorhersagen, was einem konkreten Patienten hilft und was nicht. Das Problem ergibt sich aus dem Umstand, dass bei den Studien immer nur ihre Hauptaussage beachtet wird, andere hingegen gar keine Rolle spielen – obwohl sie für die Einschätzung eigentlich wichtig wären. Um was geht es?

Zunächst muss man Folgendes wissen: Wenn ein Verfahren den Anspruch erhebt, eine wirksame Medizin zu sein, muss es diese Behauptung mittels entsprechender Studien nachweisen. Gelingt ihm dies nicht, ist es durchgefallen, und ihm wird das Qualitätssigel »Wirkung wissenschaftlich nachgewiesen« verwehrt. Das heißt aber nicht, dass man es als wissenschaftlich nachgewiesen *unwirksam* »abstempeln« kann. Wissenschaftliche Studien sagen etwas aus über den Nachweis einer Wirkung, nicht aber über den Beweis einer Nicht-Wirkung. Auch wenn ich zehnmal durch die Führerscheinprüfung gefallen bin, ist das noch kein Beweis dafür, dass ich nicht regelkonform Auto fahren kann. Die Wahrscheinlichkeit, dass dem so ist, mag sicher sehr hoch sein, doch ich könnte den Beweis in der elften Prüfung problemlos erbringen. Gerade in der Diskussion um die Homöopathie erlebt man es immer wieder, dass dieser Umstand nicht beachtet wird und aus einem vermeintlich fehlenden Wirkungsnachweis auf eine wissenschaftlich bestätigte Unwirksamkeit geschlossen wird. Dieser Fehlschluss bezieht sich also auf eine angebliche Unwirksamkeit. Doch es gibt noch einen anderen – und dieser Irrtum ist der eigentlich grundlegende Denkfehler der Gegner von Globuli & Co.

Ziel wissenschaftlicher Studien ist der Nachweis einer spezifischen Wirkung einer Methode oder eines Medikaments. Spezifisch heißt in diesem Zusammenhang, dass eine Wirkung feststellbar ist, die über den Placeboeffekt hinausgeht. Dazu bildet man üblicherweise zwei Gruppen. Die erste (Verumgruppe) wird mit der zu prüfenden Methode oder einem Arzneimittel behandelt, die zweite mit einem Placebo, einem Scheinmedikament also. Erbringt die Auswertung eine signifikante Überlegenheit der Verumgruppe gegenüber der Placebogruppe, ist der Nachweis einer spezifischen Wirkung erbracht. Was sagt das aus? Nichts weiter, als dass zum Beispiel ein neu entwickeltes Arzneimittel tatsächlich die erwünschten Wirkungen am kranken Menschen erzielen *kann*. Ob es das im jeweiligen Einzelfall aber *tatsächlich tut*, kann nicht gesagt werden. Für den Wirksamkeitsnachweis ist das nicht relevant, denn es handelt sich um eine hypothetische Frage, die über Studien nicht zu klären ist. Was alle Studien aber belegen, ist, dass es immer zu Therapieversagen kommt, auch wenn eine spezifische Wirkung über den Placeboeffekt hinaus belegbar ist. Somit besagen die Studien, dass ein zu prüfendes Arzneimittel im konkreten Einzelfall durchaus unwirksam sein kann, obwohl eine spezifische Wirksamkeit nachzuweisen ist. So hat jedes Arzneimittel und jedes Heilverfahren, gleich, aus welcher Richtung es kommt, eine mehr oder weniger große *Wirksamkeitslücke* – wissenschaftlich nachgewiesen durch randomisierte Doppelblindstudien, den höchstwertigen Studientyp, den die Medizin kennt. Was das heißt, verdeutlicht am besten ein Beispiel:

Die kontrollierte klinische Studie zu einem neuen schulmedizinischen Arzneimittel ergibt, dass es bei sechzig Prozent der Studienteilnehmenden wirkt. Gegenüber der Placebogruppe ist ein deutlicher, signifikanter Effekt erkennbar. Die Wirkung ist also wissenschaftlich bestätigt und das Medikament wird als wirksam eingestuft. Für diese Einordnung ist nur die Signifikanz im Unterschied zwischen den beiden Gruppen relevant. Wenn man aber fragt, ob das Mittel auch einem bestimmten Kranken helfen kann, ist der Blick auf die Signifikanz nicht das Entscheidende. Viel wichtiger ist der Blick auf andere Zahlen. Diese sagen nämlich, dass die Chance auf konkrete Wirksamkeit bei sechzig zu vierzig liegt – wobei diese Zahlen unter Laborbedingungen und nicht im Praxisalltag erbracht wurden. Man kann also die Ergebnisse der Studie auch so deuten, dass sie eine Unwirksamkeit des Medikaments statistisch in vierzig Prozent der Fälle aufzeigen. Und das lässt sich dann als sogenannte Wirksamkeitslücke beschreiben. Das von der Studie (oder auch von Metaanalysen) ausgestellte Gütesiegel »Wirkung wissenschaftlich bestätigt« sagt also keineswegs etwas darüber aus, ob diese Wirkung auch wirklich eintritt. Das erklärt auch den Umstand, dass so viele meist chronisch Kranke trotz bestmöglicher (und nach Evidenzkriterien eigentlich hochwirksamer) Therapie auf diese nicht ansprechen und krank bleiben. Klinische Studien können also eine statistische Wahrscheinlichkeit für einen Therapieerfolg anzeigen, niemals aber eine tatsächliche Wirksamkeit im praktischen medizinischen Alltag. Wer nun behauptet, er könne Heilmethoden oder Arzneimittel in wirksam und unwirksam einteilen, muss dazu sagen, dass sich das lediglich auf den Vergleich mit Placebo bezieht, nicht aber auf eine tatsächlich bei einem konkreten Patienten feststellbare Wirkung.

Die klinischen Studien lassen aber noch etwas anderes erkennen, das kaum näher beachtet wird: Ein Großteil der Wirkung lässt sich in der Regel mit dem Placeboeffekt in Verbindung bringen – auch bei Verfahren und Medikamenten, die als signifikant und damit nachweislich wirksam erkannt wurden. Wenn im obigen Beispiel in der Verumgruppe sechzig Prozent der Teilnehmenden auf ein Arzneimittel angesprochen haben, in der Placebogruppe vielleicht nur fünfzig Prozent, dann mag das ein klarer Beleg für die Wirksamkeit des Mittels sein, sagt aber auch, dass der überwiegende Teil der positiven Fälle in der Medikamentengruppe auch auf Placeboeffekte zurückgeführt werden könnten. Es gibt keinen Grund anzunehmen, dass in der Verumgruppe weniger Studienteilnehmer einen Placeboeffekt entwickelt haben als in der Gruppe, in der Placebo verwendet wurden. So kann man durchaus sagen, dass in diesem Beispiel (rein statistisch gesehen) lediglich bei zehn Prozent der Probanden die therapeutischen Effekte tatsächlich zweifelsfrei auf das Medikament zurückgeführt werden können.

Diese Umstände können natürlich nicht dahingehend interpretiert werden, dass die RCTs als zentrale Bewertungsgrundlage in der Medizin nicht mehr beachtet werden sollen. Das wäre eine verhängnisvolle Fehleinschätzung. Aber man sollte auch die »Nebeneffekte« genauer anschauen, die die Ergebnisse erbringen. Wenn man nur auf den signifikanten Unterschied zur Placebogruppe schaut, besteht die Gefahr, besagtem »Was-wirklich-wirkt-Denkfehler« zu erliegen. Dann teilt man die Medizin einzig und allein auf Basis statistischer Aussagen von klinischen Studien in wirksam und unwirksam ein. Dieser Denkfehler gehört zu den sogenannten dichotomen Verzerrungen. Bei solchen werden unberechtigterweise zwei gegensätzliche Bereiche aufgebaut, denen man »gute« und »böse« Eigenschaften zuordnet, hier eben wirksam und unwirksam. Dazwischen gibt es keine Abstufungen. Der Denkfehler beruht in dieser strengen Dualität und dem rigiden Abwehren jeder Art von Zwischentönen. Damit wird die, vom therapeutischen Standpunkt aus gesehen, besonders wichtige Erkenntnis von Wirksamkeitslücken der nachweislich wirksamen Therapien übersehen oder ignoriert.

Klinische Studien dienen also der Beantwortung bestimmter Fragen, können jedoch niemals die absolute Sicherheit bieten, dass diese Antworten auch tatsächlich und in jeder Hinsicht richtig oder gar letztgültig sind. Da dem so ist, sollte es eigentlich einleuchten, dass man der Studienlage eine zwar wichtige Rolle in der Beurteilung medizinischer Verfahren einräumen muss, sie aber niemals dazu dienen kann, Heilverfahren in definitiv wirksam oder unwirksam einzuteilen. Dies aber tun die Vertreter der Skeptikerbewegung in ihren Aktionen gegen die Alternativmedizin. Für sie ist die Sachlage absolut eindeutig und über jeden Zweifel erhaben: Alternativmedizin ist unwirksam und darf aus diesem Grund nicht weiter Bestandteil der Medizin sein. Angesichts der nicht zu leugnenden Wirksamkeitslücken schulmedizinischer Verfahren und Medikamente muss man eigentlich zu einer ganz anderen Einschätzung kommen: Selbst wenn diese Methoden nachweislich keine *spezifische* Wirksamkeit besäßen, wäre das noch kein Grund, sie aus der Medizin auszuschließen. Voraussetzung, sie als »besondere Therapierichtungen« in der Medizin zu belassen, wäre, dass Behandler wie Kranke darüber Bescheid wissen, und im Besitz dieser Kenntnis sich für oder gegen ein alternativmedizinisches Verfahren entscheiden. Denn eine Heilung durch Placebo ist keine Heilung zweiter Klasse.

II. Präzedenzfall Homöopathie

1. Die Globukalypse

Keinem anderen alternativmedizinischen Heilverfahren weht in letzter Zeit der Wind so heftig ins Gesicht wie der Homöopathie. Sie ist die wohl bekannteste, verbreitetste und gleichzeitig umstrittenste Methode der »außerschulische Heilmethoden«. Seit sie vor über zweihundert Jahren von dem sächsischen Arzt Christian Samuel Hahnemann entwickelt wurde, tobt ein erbitterter Kampf um die Globuli, die typischen Zuckerkügelchen der Homöopathie. Seit sich deren Kritiker im *Informationsnetzwerk Homöopathie* (*INH*) organisiert haben, ist dieser Streit auf einer neuen Ebene angelangt: den Medien, allen voran den sozialen im Internet. Dort haben die Globuli-Gegner inzwischen die Deutungshoheit in Sachen Homöopathie erreicht. Das hat in vergleichsweise kurzer Zeit dazu geführt, dass sich das Bild der Homöopathie in der öffentlichen Wahrnehmung zu verändern beginnt: weg von der Vorstellung einer sanften, nebenwirkungsfreien Naturmedizin hin zur wirkungslosen und letztlich gefährlichen Pseudomedizin. Damit scheint dem *INH* etwas zu gelingen, was Generationen von Homöopathiekritikern zuvor nicht fertiggebracht haben: der Homöopathie definitiv den Garaus zu machen. Alle früheren Versuche, die in diese Richtung zielten, fanden nicht das nötige Publikum. Die Auseinandersetzung fand nur in Fachkreisen statt, große Teile der Bevölkerung nahmen sie gar nicht war. Das hat sich nun grundlegend geändert. Die Mittel der Auseinandersetzung sind ganz andere geworden, seit es die neuen Medien gibt. Die sozialen Netzwerke werden von den Gegnern der Homöopathie heute intensiv genutzt, um ihre Botschaft zu verbreiten. Auch persönliche Erfahrungen, die die »Absurdität« der Homöopathie belegen sollen, gehen über solche Kanäle schnell viral.

So auch die Anekdoten von Hals-Nasen-Ohren-Arzt Dr. Christian Lübbers. Als er dem Kind mit einer Pinzette homöopathische Globuli aus dem Ohr zog, war für ihn das Maß voll. Tagelang hatten die Eltern dem furchtbar leidenden Kind für seine Ohrenschmerzen die kleinen Perlen ins Ohr gestopft, so wie es die Heilpraktikerin scheinbar empfohlen hatte. Diese hatte wohl kaum gesagt, dass die Globuli jeweils ins Ohr zu schieben seien, aber da hat wohl die Kommunikation nicht ganz funktioniert. Der Arzt jedenfalls verschrieb Antibiotika und das Kleine war tags drauf wieder gesund und fidel. »Jetzt reicht's«, sagte sich der HNO-Arzt. Als überzeugter Homöopathiekritiker wollte er nun einen aktiven Beitrag zur Ausrottung dieses altertümlichen Unsinns leisten, der kranke Kinder leiden lässt und mitunter in Lebensgefahr bringt. Als führendes Mitglied im *Informationsnetzwerk Homöopathie* wurde er auf Twitter aktiv und erstellte einen Hashtag: *#Globukalypse.* Dort veröffentlichte er seine unglaubliche Geschichte. Und diese schlug ein wie eine Bombe. Große Magazine und überregionale Zeitungen meldeten sich, interviewten ihn und verbreiteten die Meldung in Windeseile. Seither ist Christian Lübbers in der Szene der Homöopathiekritiker bekannt wie ein bunter Hund, und *#Globukalypse* wurde zum Synonym für den aktiven Kampf gegen die Homöopathie. Das war 2017. Inzwischen ist der Twitter-Auftritt von Christian Lübbers zu den bekanntesten Accounts mit Bezug zur Hals-Nasen-Ohren-Heilkunde geworden – und das weltweit.

Nur zwei Jahre nach ihrem Start kann die Mission »Globukalypse« deutliche Fortschritte verzeichnen. Ihrem Ziel, die Homöopathie aus der Medizin zu eliminieren, sind die Kritiker ein gutes Stück näher gekommen. Universitäten und Politik haben dazu die ersten Weichen gestellt – auch wenn das dem erklärten Willen der Bevölkerung widerspricht, die zum überwiegenden Teil hinter der Globuli-Medizin steht. Die meisten Menschen wollen selbst darüber entscheiden, ob sie mit Homöopathie behandelt werden oder nicht. Daran stören sich die Vertreter der »Globukalypse« nicht. Sie haben einen langen Atem und wissen, dass es viel Zeit und Energie kostet, ihrer Mission zum ersehnten Erfolg zu verhelfen. Ihr Trumpf: Sie haben scheinbar die Fakten auf ihrer Seite. Ihre Achillesferse: Angst ist kein guter Ratgeber.

2. Wer hat Angst vor Hahnemann?

Edgar Wunder ist Sozialwissenschaftler und hat 1987 zusammen mit achtzehn Mitstreitern die Skeptikervereinigung *GWUP* gegründet. Dort war er Fachbereichsleiter und saß im Verwaltungsrat des Vereins. Lange Jahre war Wunder Redaktionsleiter der *GWUP*-Zeitschrift *Der Skeptiker*. Mit der Zeit kamen ihm Zweifel, ob bei der *GWUP* Anspruch und Wirklichkeit tatsächlich übereinstimmten. Gemäß Satzung ist es das Ziel der *GWUP*, »behauptete paranormale Phänomene ohne Voreingenommenheit mit wissenschaftlichen Methoden zu untersuchen, sowie solche Untersuchungen zu fördern und über deren Ergebnisse zu berichten«, »kritisches Denken zu fördern«, sowie eine entsprechende »Aufklärung der Öffentlichkeit« zu betreiben. Edgar Wunder erkannte immer deutlicher, dass es innerhalb der *GWUP* eine ganze Reihe von Mitgliedern gab, die ohne ausreichende fachliche Kompetenz eine Art Weltanschauungskampf gegen alles führen wollten, was sie mit dem Begriff »paranormal« assoziierten. Es erstaunte ihn, dass diese Mitglieder dabei (ob bewusst oder unbewusst) die Fakten und Argumente oft einseitig-selektiv darstellten. Dabei wandten sie auch rhetorische Taktiken an, die unsachlich und übertrieben emotional waren.

Wunder erhielt den Eindruck, dass in der Skeptikervereinigung Mission und Advokatentum im Vordergrund stünden und es der *GWUP* letztlich um politische Ziele gehe, nämlich der eigenen Vorstellung von Rationalismus in der gesamten Gesellschaft zum Durchbruch zu verhelfen. Im Rahmen einer solchen Auffassung befinde sich die *GWUP* in einer steten Kampfsituation. Diese lasse sich aus dem von Skeptikern stets empfundenen Gefahren- und Bedrohungspotenzial erklären, das sie in ihrer Arbeit motiviere und als elitäre Gruppe zusammenschweiße. Die Mission laute, die rationale Welt vor dem Erstarken irrationaler Kräfte zu schützen und sie aktiv zu verteidigen. Edgar Wunder resümierte, dass die Skeptikervereinigung ideologisch verhärtet und in dieser Hinsicht auch nicht reformierbar sei. Er veröffentlichte seine Erkenntnisse in dem Aufsatz *Das Skeptiker-Syndrom* und kehrte der *GWUP* schließlich den Rücken.

Die Empfindung von Gefahr und Bedrohung dürfte auch bei den Mitgliedern des (der *GWUP* angeschlossenen) *Informationsnetzwerks Homöopathie* eine nicht unerhebliche Rolle spielen. Das Bild der Homöopathie, das sie in der Öffentlichkeit vermitteln, lässt dies zumindest vermuten. Da ist von einem gefährlichen Voodoo- und Zauberkult die Rede, von Leid, Schmerz und potenzieller Todesgefahr, wenn man durch die Anwendung von Globuli auf »richtige Medizin« verzichte, und es werden Listen von gefährlichen Giftstoffen in Umlauf gebracht, aus denen die Homöopathie ihre Mittel gewinnt. Doch die Frage steht im Raum: Wer muss eigentlich vor den Globuli Angst haben?

Im Vergleich mit den meisten Medikamenten der konventionellen Medizin sind homöopathische Arzneimittel harmlos. Nebenwirkungen gibt es so gut wie keine – wie auch, wenn in ihnen bisweilen gar kein Wirkstoff zu finden ist. Die Gefahr, dass sich jemand durch Globuli direkten Schaden zufügt, ist also verschwindend gering (vorausgesetzt, die Mittel werden korrekt hergestellt, was nur bei entsprechender staatlicher Kontrolle gewährleistet werden kann). Es mag durchaus vorkommen, dass Menschen allein auf Homöopathie schwören und konsequent keine »böse Chemie« an sich heran lassen wollen. Ein solches Vorgehen wird jedoch von der heutigen Homöopathie in der Regel gar nicht eingefordert, auch wenn so etwas in traditionellen Schriften hin und wieder zu lesen ist. Sollten im Einzelfall solche Tendenzen bestehen, obliegt es den Homöopathinnen und Homöopathen, hier klar und eindeutig Stellung zu beziehen. Wenn es Leute gibt, die verlangen, ausschließlich auf Homöopathie zu setzen und allem anderen abzuschwören, dann ist das ein Problem der Anwendung und nicht der Methode. Diesen Umstand als Argument heranzuziehen, das Heilverfahren an sich zu diskreditieren, ist nicht statthaft. Dass Globuli für Patienten potenziell gefährlich werden können, liegt also nicht an der Homöopathie an sich, sondern an einer unkritischen Anwendung. Da besteht seitens der Homöopathenschaft gewiss noch Aufklärungsbedarf.

Bisweilen hört man aus Kreisen der Globuli-Anwender, die Pharmakonzerne hätten Angst vor der Homöopathie, weshalb sie auch gezielt Aktionen zur Bekämpfung dieser Heilmethode starteten. Das *Informationsnetzwerk Homöopathie* sei von diesen gesteuert und bezahlt. Stichhaltige Belege für diese Behauptung wurden bisher jedoch noch nicht vorgelegt. Kampagnen gegen die »unliebsame Konkurrenz« der Homöopathie dürften *Novartis*, *Pfizer* & Co. sicher nicht ungelegen kommen, dass sie aber eine berechtigte Angst vor Homöopathie haben, ist eher unwahrscheinlich. Bei den großen Pharmakonzernen geht es vor allem um eines: ums Geld. Und da sind die Anhänger Hahnemanns sicher keine ernstzunehmende Gefahr. Dazu genügt schon ein Blick auf die Zahlen:

Der Umsatz von Arzneimitteln betrug im Jahr 2017 weltweit rund 1,1 Billionen US-Dollar. Die Konzerne *Pfizer*, *Novartis* und *Hofmann-La Roche* setzten dabei jeweils allein über fünfzig Milliarden US-Dollar um. Mit Homöopathika werden jährlich schätzungsweise zwei Milliarden US-Dollar Umsatz erzielt (alle Hersteller zusammengerechnet). In Deutschland lag der Umsatz für homöopathische Mittel im gleichen Zeitraum bei knapp 630 Millionen Euro, von denen die Patienten 85 Prozent aus der eigenen Tasche bezahlten. Der Gesamtumsatz der Pharmabranche lag in Deutschland bei über vierzig Milliarden Euro. Angesichts dieser Zahlen zu behaupten, die Homöopathie stelle für die Big Player der Pharmaindustrie eine ernstzunehmende Bedrohung dar, ist nicht nachvollziehbar. Ob besagte Großkonzerne Anti-Homöopathie-Kampagnen finanziell unterstützen, kann nicht ausgeschlossen werden, eigentliche Drahtzieher hinter diesen Aktionen sind sie aber wohl nicht.

Beim Thema Angst und Globuli muss man vielleicht eine andere Ebene in Betracht ziehen, und das ist eine irrationale. Die Skeptikerbewegung hat ein klares weltanschauliches Fundament, auf dem ihre ganze Motivation aufbaut. Es fußt auf Naturalismus, Rationalismus und Materialismus. Es lässt sich kurz so zusammenfassen:

1. Die Welt kann allein durch rationales Denken erkannt werden. Erfahrungen sind nicht dazu geeignet, die Wirklichkeit objektiv richtig darzustellen, und können in die Irre führen.
2. Es gibt nur die Natur im materiellen Sinne. Alles geht auf Materie zurück. Selbst Nichtstoffliches lässt sich letztendlich auf Materie zurückführen, auch Gefühle und Gedanken, und auch das Bewusstsein des Menschen selbst.
3. Die Welt der Materie allein ist die Realität, denn hier herrschen die unumstößlichen Naturgesetze. Man kann die Welt nur mithilfe der Naturwissenschaften erforschen, alles andere ist Unsinn. Alles, was sich nicht mit Wissenschaft erforschen lässt, ist entweder sinnlos oder existiert schlicht und einfach nicht. Wissenschaft lässt sich grundsätzlich auf alles anwenden, und alles ist wissenschaftlicher Forschung zugänglich.
4. Die Welt ist wie eine Maschine: Das Ganze ist die Summe seiner Teile. Man kann alles auf die kleinsten Bausteine zurückführen, die Elementarteilchen. Letztlich ist alles Physik.
5. Übernatürliches und Irrationales können in der Welt nicht existieren. Ideen und Konzepte, die Übernatürliches oder

Irrationales als Grundlage haben, sind nicht nur mit der Wissenschaft unvereinbar, sondern wirken hemmend auf eine humane Weiterentwicklung der Gesellschaft. Deshalb ist es geboten, sich ihnen entgegenzustellen.

Kurz: Auch wenn die Ausprägung der einzelnen Punkte unter den verschiedenen Skeptikergruppen unterschiedlich stark ist: Sie sehen sich alle der Allgemeingültigkeit der Naturwissenschaft für alle Bereiche der Welt und unserer Existenz verpflichtet. Andere Konzepte, die Ideelles und Geistiges als eigenständige Faktoren beinhalten, werden nicht nur abgelehnt, sondern als Bedrohung angesehen, gegen die man sich entsprechend zur Wehr setzen muss. Wichtiges Grundmerkmal hierbei ist das gezielte Ab- und Ausgrenzen sogenannter »wissenschaftsfeindlicher Elemente«. Die Etikettierung, mit der dies geschieht, ist seit langem bekannt: Humbug, Scharlatanerie, Quacksalberei, Esoterik, irrationale Glaubenssysteme, Irrlehren, Verschwörungstheorien etc.

Hiermit stellen die Skeptiker die (Natur)Wissenschaft auf einen Sockel, der ihr gar nicht zusteht, den des absoluten Wahrheitsanspruchs. Auf diese Weise beschreiten sie einen Weg, den die Wissenschaft niemals gehen darf: den der Ideologisierung. Triebfeder aller Ideologien ist letztlich aber die Angst: Die Angst, die Wahrheit könnte bedroht werden, mehr noch, das als wahr Erkannte könnte sich als falsch herausstellen. Und damit ergibt sich die Verknüpfung von Skeptizismus, Globuli und Angst.

Eine Art Super-GAU für die Homöopathiegegner wäre es, wenn hochwertige, allgemein anerkannte Studien bestätigen würden, dass Globuli tatsächlich wirkten. Wenn man die aktuelle Studienlage nüchtern und objektiv betrachtet, dann ist die Homöopathie (allen anderen Urteilen zum Trotz) von dieser Ziellinie so weit gar nicht entfernt. Ob in absehbarer Zeit solche eindeutigen Studien nicht doch vorliegen werden, kann nicht ausgeschlossen werden, im Gegenteil: Die neuesten Studien zur Homöopathie werden immer solider und in ihren Aussagen robuster (auch solche, die für eine spezifische

Wirkung der Globuli sprechen). Was aber, wenn man irgendwann nicht mehr umhin kann und durch exakte und zweifelsfreie Überprüfung feststellen muss: Homöopathie wirkt nachweislich über den Placeboeffekt hinaus?

Diese Frage trieb wohl auch den Homöopathiegegner und Medizinjournalisten Christian Weymayr um. In seinem im Jahr 2012 zusammen mit der *Stern*-Journalistin Nicole Heißmann verfassten Buch *Die Homöopathie-Lüge* entwarf er das Modell der »Szientabilität«. Danach solle nur noch mit wissenschaftlichen Methoden geprüft werden dürfen, was mit den gesicherten theoretischen Grundannahmen der Naturwissenschaft nicht in Konflikt stehe. Was also wissenschaftlich nicht plausibel ist, solle künftig auch nicht wissenschaftlich untersucht werden. Mit einem solchen »Szientabilitäts-Vorbehalt« ließen sich Homöopathiestudien künftig verhindern. Gefahr erkannt, Gefahr gebannt. Viele in der Skeptikerszene stimmten Weymayr zu. Es gab aber auch kritische Stimmen, die davor warnten, nicht übers Ziel hinauszuschießen, da man sich mit einer solchen Forderung wissenschaftstheoretisch auf sehr dünnes Eis begebe. Dem ist mit Sicherheit so, werden damit doch wichtige Grundfragen aufgeworfen. Soll künftig die Vereinbarkeit mit bekannten Erkenntnissen über die Erkenntnisfindung entscheiden? Können neue wissenschaftliche Erkenntnisse nur auf Basis von bekanntem Wissen möglich sein? Ist Fortschritt in der Wissenschaft nicht erst dadurch entstanden, dass man Unerklärliches erforscht hat? Kann der gegenwärtige Stand des Wissens als letztgültig angesehen werden? Angesichts solcher Fragen haben manche Skeptiker beim Thema Szientabilität Bauchweh bekommen, andere nicht. Natalie Grams, die Leiterin des *Informationsnetzwerks Homöopathie*, bezeichnet sich als »Fan« des Konzepts und meint, damit ließe sich viel leichter die Spreu vom Weizen trennen und nicht unnötig Geld und Zeit für unnütze Homöopathiestudien vergeuden. Mit der Szientabilität ließe sich auf jeden Fall Sicherheit gewinnen, jene nämlich, dass die Skeptiker nicht doch eines Tages zwangsläufig vor der Homöopathie kapitulieren müssen.

3. Anklage und Beweisaufnahme

Die Ursprünge der modernen Homöopathiekritik liegen in der zweiten Hälfte des 20. Jahrhunderts und kreisen um einen Rechtsmediziner in der ehemaligen DDR. Prof. Dr. med. Otto Prokop (1921–2009) war ein Gerichtsmediziner aus St. Pölten in Niederösterreich, der 1956 an die Humboldt-Universität nach Ostberlin ging. Dort übernahm er die Leitung des Instituts für Gerichtliche Medizin. Er galt als weltweit anerkannter Wissenschaftler und Hochschullehrer, der während seiner beruflichen Karriere rund 40 000 Obduktionen durchgeführt hatte. Darunter waren auch die Leichen von Maueropfern und von Hingerichteten aus den Berliner Gefängnissen des Ministeriums für Staatssicherheit (MfS) und des DDR-Innenministeriums. Prokop wurde als weltanschaulich unabhängig beschrieben und war nie Mitglied der SED. Für sein Wirken für die DDR erhielt er dennoch 1975 aus den Händen von Stasi-Chef Erich Mielke den Kampforden »Für Verdienste um Volk und Vaterland« in Gold. 1981 folgte der »Nationalpreis der DDR« I. Klasse für Wissenschaft und Technik.

Otto Prokop war ein glühender Homöopathiegegner und wandte sich, wo immer es ging, in mitunter harscher und bissiger Weise gegen diese Heilmethode. So lieferte er sich Anfang 1991 mit der Gattin des damaligen Bundespräsidenten, Dr. Veronica Carstens (einer damals anerkannten Vertreterin von Homöopathie und Naturheilkunde in Deutschland), ein viel beachtetes Fernsehduell, in dem er Homöopathie und Alternativmedizin scharf angriff, vorauf Veronica Carstens ihm vorwarf, sich als Rechtsmediziner zwar im Sezieren von Leichen auszukennen, nie aber einen Patienten behandelt zu haben, erst recht nicht mit Homöopathie. Prokop war schon Jahrzehnte zuvor durch entsprechende Veröffentlichungen zur Homöopathie bekannt geworden. 1957 brachte er zusammen mit seinem Bruder Ludwig das Buch *Homöopathie und Wissenschaft* heraus, in welchem, so wörtlich, »der Homöopathie der Prozess gemacht worden ist. Die Anklage lautete auf grobe Missachtung der Naturwissenschaften.«

Scheinbar waren zu dieser Zeit insbesondere Vertreter von Gerichtsmedizin und Forensik offen für eine deutlich pointierte und auch scharfe Kritik an der Homöopathie. Otto Prokop verstand es, zahlreiche Fachkollegen um sich zu scharen, die alle das Ziel verfolgten, die Homöopathie zu bekämpfen. Das von ihm geleitete Institut für Gerichtliche Medizin an der Humboldt-Universität war das Zentrum dieser Bewegung. So bestand der Zirkel vornehmlich aus Rechtsmedizinern. Nun hat Forensik ja etwas mit kriminellen Handlungen zu tun, mit dem Bösen, dem Morbiden und Unheimlichen. Offenbar empfinden Rechtsmediziner die Homöopathie als mit dem Forensischen verwandt. Daher erscheint es nicht als verwunderlich, dass der Kreis um Otto Prokop in der Homöopathie etwas Kriminelles sah. Dessen Mitglieder waren meist keine ärztlichen Praktiker, sondern Hochschullehrer, Wissenschaftler, Forscher und Fachautoren. Praktische Erfahrung auf dem Gebiet, das sie bekämpften, hatte keiner – allerdings stand für sie zweifelsfrei fest, dass die Homöopathie eine besonders perfide Art von Humbug sei, der aus der Medizin verdammt werden müsse. Diesem missionarischen Ziel haben sie sich dann auch verschrieben.

Eine engagierte Mitstreiterin fand Otto Prokop in Irmgard Oepen, die von 1965 bis 1994 am Institut für Rechtsmedizin der Philipps-Universität Marburg tätig war. Mit ihr zusammen verfasste er mehrere Bücher, die sich ausgesprochen kritisch mit Methoden der Alternativmedizin auseinandersetzten. Oepen zählte zu den Gründungsmitgliedern der deutschen Skeptikervereinigung *GWUP* und war lange Jahre deren Präsidentin. Nach dem Tod Prokops im Jahre 2009 setzte sich der Kriminalbiologe Marc Benecke dafür ein, dass das Erbe des Rechtsmediziners weitergetragen wurde. Benecke veröffentlichte eine Biographie über Otto Prokop, war bis 2015 Mitglied im Wissenschaftsrat der *GWUP* und unterstützt die Skeptikerbewegung bis heute bei ihren Aktionen und Kampagnen unter anderem gegen die Homöopathie.

Auffallend ist also, dass seit Jahren vor allem Menschen, die beruflich mit dem Thema Kriminalität und Gewaltverbrechen zu tun haben, eine besondere Affinität zum Thema Homöopathie zu haben scheinen. Was mag der Grund dafür sein? Möglicherweise findet sich dieser in ihrem tagtäglichen Umgang mit dem Thema Verbrechen und ihrer gleichzeitigen Überzeugung, Homöopathie könne nie und nimmer wirksam sein. Daraus lässt sich leicht die Schlussfolgerung ziehen, Homöopathie beziehungsweise deren Anwendung sei Betrug. In der Tat ist der Vorwurf des Betrugs ein seit Hahnemanns Zeiten vorgebrachtes Argument, das den Kampf gegen die Globuli-Medizin begründen soll. Auch die Homöopathiekritiker der »nächsten Generation« pflegen dieses Vorurteil. So nannte der Initiator des *Informationsnetzwerks Homöopathie*, der Diplom-Ingenieur Dr. Norbert Aust, sein 2013 erschienenes homöopathiekritisches Buch *In Sachen Homöopathie: Eine Beweisaufnahme* – eine Wortwahl, die eindeutig dem juristischen Sprachgebrauch vor Gericht entnommen ist. Wie Otto Prokop es Mitte des 20. Jahrhunderts versucht hat, soll wohl auch heute der Homöopathie »der Prozess gemacht werden«.

In solch einem (fiktiven) Prozess dürfte jedoch gerade die thematisierte Beweisaufnahme schwierig sein. Wie soll der Vorwurf an die Homöopathie, erstens unwirksam und zweitens Betrug zu sein, bewiesen werden? Wer in dieser Art »Anklage« erhebt, dem obliegt die Beweispflicht. Schon der erste Punkt, die Unwirksamkeit, ist nicht beweisbar. Selbst wenn nach Auffassung der wissenschaftlichen Gemeinschaft bis heute der Wirknachweis für Globuli nicht eindeutig und zweifelsfrei erbracht werden konnte, ist das kein Beweis dafür, dass sie unwirksam sind. Noch immer gilt: Ein Fehlen von Evidenz ist nicht gleichbedeutend mit einer Evidenz des Fehlens. Eine Wirksamkeit von homöopathischen Mitteln mag wissenschaftlich unplausibel erscheinen. Doch auch eine fehlende Plausibilität ist kein Beweis. Da der erste Vorwurf nicht bewiesen werden kann, erübrigt sich damit auch der zweite. Betrug könnte man der Homöopathie einzig dann vorwerfen, wenn ihre Unwirksamkeit tatsächlich wissenschaftlich nachgewiesen wäre. Und auch dann ist es schwerlich möglich, einer ganzen Methode Betrug vorzuwerfen. Das kann allein im Einzelfall einer konkreten Anwendung durch einen Homöopathen oder eine Homöopathin geschehen.

Es zeigt sich: Den Kampf gegen die Globuli mit dem Kriminellen in Verbindung zu bringen, hat in der Homöopathiekritik eine lange Tradition. Tradition allein kann aber kaum als Beleg für die Sinnhaftigkeit oder gar Richtigkeit einer solchen Argumentation gelten. Wenn Forensiker und Rechtsmediziner ihre Auffassung zur Homöopathie entsprechend begründen, mag das vor dem Hintergrund ihrer Ausbildung und Tätigkeit vielleicht nachvollziehbar sein, für eine objektive Beurteilung der Methode und ihrer Anwender reicht das allein natürlich nicht aus. Dazu sind die von ihnen vorgebrachten Argumente zu wenig belastbar. Eine »Verurteilung« der Homöopathie wäre so niemals möglich.

Das ist den meisten Homöopathiegegnern durchaus bewusst. Deshalb übertragen sie die Beweislast auch auf die Homöopathie, indem sie sagen, es obliege ihr, die behauptete Wirksamkeit nachzuweisen. So herum ist die Argumentation schon wesentlich stimmiger. In der modernen Medizin muss ein Medikament oder ein Heilverfahren seine Wirksamkeit unter Beweis stellen, um allgemein anerkannt zu werden. Das kann man von der Homöopathie durchaus auch verlangen, obwohl die Frage offen diskutiert wird, ob randomisierte, kontrollierte Studien zur Beurteilung der Homöopathie in jedem Fall das passendste Modell darstellen, wie später noch genauer ausgeführt werden wird. Studien zur Homöopathie wurden inzwischen vorgelegt und das Ergebnis der Studienlage wird nun seit Jahren sehr kontrovers diskutiert. Für die Homöopathiegegner gilt sie als Beleg für ihre Forderung nach konsequenter Ausgrenzung der Homöopathie aus der Medizin, für die Vertreter der Homöopathie zeigt sie durchaus handfeste Belege für die Wirksamkeit der Globuli. Es scheint also eine Sache der Interpretation zu sein.

4. Studien und Interpretationsprobleme

Studien liefern nackte Zahlen, die für sich genommen noch nicht viel aussagen. Sie müssen interpretiert werden. Dafür werden entsprechende Kriterien definiert. Diese sind dann für das Ergebnis entscheidend, nicht das rohe Datenmaterial. Das sollte immer mitbedacht werden, wenn man die Aussagekraft von Studienanalysen beurteilt. Das gilt entsprechend auch für Studien zur Homöopathie, und erklärt die bisweilen extrem konträren Deutungen der vorliegenden Befundlage. Bevor man also an die Interpretation geht, sollte man zunächst einen Blick auf das werfen, was am wenigsten strittig ist: die Anzahl und das Ergebnis der vorliegenden Studien.

Seit man mit kontrollierten Studien begonnen hatte, fand sich in überraschend vielen eine signifikante Überlegenheit von Homöopathie gegenüber Placebo. Bis Ende 2014 gab es 104 placebokontrollierte klinische Studien zur Homöopathie, die (nach vorheriger Begutachtung durch unabhängige Gutachter) in anerkannten Fachzeitschriften veröffentlicht wurden. 41 Prozent der Studien fielen für die Homöopathie positiv aus, lediglich fünf Prozent negativ. Beim größten Teil (54 Prozent) aber war eine sichere Einschätzung nicht möglich. Wohl kann man davon ausgehen, dass die Zahl der positiven Studien durch Zufallsbefunde oder selektive Veröffentlichung (unpassende Studien landen in der Schublade ...) verzerrt sein kann, doch dürften, selbst unter Berücksichtigung dieser Verzerrungen, überdurchschnittlich viele der Studien positiv für die Homöopathie ausgefallen sein.

Das überraschte in der Fachwelt. Man fertigte Reviews und Metaanalysen an, aber auch dort gab es positive Effekte – nicht immer, aber häufiger, als man als »Zufallsbefund« erwarten konnte. Im Laufe der Jahre verfeinerten sich die Studiendesigns immer mehr, sodass die Zuverlässigkeit der RCTs größer wurde. Was die Homöopathiestudien betraf, konnte man die Tendenz feststellen, dass sich bei neueren, hochwertigen

Studien, die eine höhere Aussagekraft besitzen, die positiven Effekte der Homöopathie verringerten, kurz: Je besser eine Studie, desto weniger positiv ist sie für die Homöopathie ausgefallen.

Da Einzelstudien für sich genommen aber zu unsicher für eine definitive Beurteilung sind, wurden auch in neuerer Zeit die verfügbaren Studien in Metaanalysen zusammengefasst und statistisch ausgewertet. Viele (aber nicht alle) kamen zu der Einschätzung, dass homöopathische Arzneimittel keine spezifische Wirkung besitzen und mit einem Placebo vergleichbar seien. So gesehen liegen die Homöopathiekritiker mit ihrer Überzeugung richtig. Allerdings muss man bedenken, dass Studien, die nicht nach den neuesten Kriterien als absolut hochwertig zu bezeichnen sind, nicht per se falsch sein müssen. Ihre Aussagekraft ist geringer, ob sie dadurch aber völlig unbrauchbar sind, wie von den Kritikern behauptet wird, ist wiederum Interpretationssache und kann durchaus angezweifelt werden.

Überraschen mag den nicht in die Materie Eingeweihten, wie viele Studien in Metaanalysen zur Homöopathie überhaupt konkret bewertet wurden. Eigentlich müsste man meinen, dass es sehr viele sind. Aber das Gegenteil ist der Fall. Dazu ein paar interessante Zahlen: Eine Metaanalyse von Edzard Ernst aus dem Jahre 2000 zog 89 Studien heran, bewertete davon aber nur fünf. Die Metaanalyse von M. Cucherat, ebenfalls von 2000, nahm sich 118 Homöopathiestudien vor, bewertete davon aber auch lediglich fünf. 2005 erschien eine Analyse von Matthias Egger und A. Shang, die sich auf 110 Studien bezog, von denen ausschließlich acht in die Auswertung einflossen. Der neueste Analysebericht ist der Bericht des australischen Gesundheitsforschungszentrums *National Health and Medical Research Council* (*NHMRC*) von 2015. Es untersuchte 176 Studien, zog aber hiervon nur fünf für die Auswertung heran. Alle diese wenigen ausgewählten Studien kamen einhellig zu dem Schluss, dass Homöopathie keine spezifische Wirkung hat, die über den Placeboeffekt hinausgeht. Hätte man bei diesen

Analysen alle zur Verfügung stehenden Daten verwendet, wäre das Ergebnis ganz anders ausgefallen. Dann wäre bei allen vier Metaanalysen eine klare Wirksamkeit der Homöopathie bestätigt worden. Vor diesem Hintergrund ist es nicht verwunderlich, dass der *Weltverband der homöopathischen Ärzte* (*LMHI*) 2015 zu dem Ergebnis kam, dass Globuli eindeutig einem Placebo überlegen sind.

Ein solch selektives Vorgehen bei der Erstellung von Metaanalysen zur Homöopathie erscheint zunächst sehr seltsam. Das wunderte auch Robert G. Hahn, Professor an der Universität Linköping in Schweden. Er untersuchte 2013 die damals veröffentlichten Metaanalysen zur Homöopathie und kam zu dem Schluss, dass über neunzig Prozent der klinischen Studien außer Acht gelassen werden müssen, um zu dem Ergebnis zu kommen, Homöopathie hätte keine spezifische Wirkung.

Doch für das Aussortieren von Studien gibt es eine plausible Erklärung. Metaanalysen, die alle verfügbaren Studien zusammennehmen und auswerten, haben den Nachteil, dass damit minderwertige Studien den gleichen Stellenwert bekommen wie hochwertige. Das kann das Ergebnis natürlich verfälschen. So gibt es auch in der Homöopathie Studien, die man getrost als »Wald-und-Wiesen-Studien« bezeichnen darf und die nur eine sehr beschränkte Aussagekraft besitzen. Solche aus einer Metaanalyse auszuklammern und nur die zu verwenden, die hohen Standards genügen, ist durchaus sinnvoll. Dazu muss man aber Kriterien erstellen, mit denen sich hochwertige Studien von minderwertigen unterscheiden lassen. Solche Ausschlusskriterien wurden auch bei den angeführten Metaanalysen verwendet. Wenn bei ihnen über neunzig Prozent der Studien schon zu Beginn aussortiert wurden, dann mussten die entsprechenden Kriterien wohl »sehr hart« formuliert gewesen sein – was bei Metastudien zu »gewöhnlichen Arzneimitteln« übrigens nicht immer der Fall ist.

Wer eine Metaanalyse plant, erstellt zuvor eine Art Programm, wie diese konzipiert sein soll. Dabei werden auch die Kriterien formuliert, die zum Ausschluss einer Studie aus der

Bewertung führen. Gründe hierfür können zum Beispiel eine zu geringe Teilnehmerzahl sein oder methodische Schwächen im Studiendesign. Je nachdem wie diese Stellgrößen formuliert sind (das heißt, wie hoch die Messlatte für die Studien gelegt wird), umfasst die Analyse mehr oder weniger Einzelstudien. Im Fall aller Metaanalysen zur Homöopathie blieben letztlich nur ein, zwei Handvoll Studien übrig. Gerade die Metaanalyse von Egger und Shang und der australische Bericht des *NHMRC* wurden diesbezüglich kritisiert, nicht nur von homöopathischer Seite.

So berichtet die Egger/Shang-Analyse von 21 höherwertigen Studien zur Homöopathie, die Autoren berücksichtigten letztlich aber nur die acht mit der höchsten Teilnehmerzahl. Welche das waren, wurde nicht mitgeteilt. Ebenso wenig blieb kaum nachvollziehbar, weshalb gerade diese acht Studien ausgewählt wurden. Zudem hätte das Austauschen nur einer der Studien genügt, um das Ergebnis der ganzen Metaanalyse zugunsten der Homöopathie zu verändern. Aufgrund solcher Ungereimtheiten wurde die Analyse von anderen Forschern nochmal bewertet, was zu dem Schluss führte, dass die Metaanalyse nur bedingt aussagekräftig sei und man durch sie nicht das Resümee ziehen könne, Homöopathie sei definitiv nicht wirksam.

Noch deutlicher war die Kritik am australischen Homöopathiebericht. Von homöopathischen Fachgesellschaften wurden hierin vierzehn ihrer Meinung nach schwerwiegende Mängel beanstandet. Sie sahen in ihm eine klare Täuschung der Öffentlichkeit. So seien in der Arbeit gar keine RCTs zur Beurteilung gekommen, es seien nur englischsprachige Studien berücksichtigt und alle Studien mit weniger als 150 Teilnehmern ausgeklammert worden – eine Größe, die sonst unüblich sei und die man wohl willkürlich festgelegt habe. Im Gegensatz zu den Richtlinien des *NHMRC* war in der Kommission, die sich mit dem Bericht beschäftigte, kein Experte für Homöopathie zugelassen. Hauptkritikpunkt war allerdings die Tatsache, dass der Bericht zweimal gemacht wurde. Der erste

Bericht wurde 2012 verfasst, der zweite 2015. Dies wurde allerdings erst bekannt, als die australische Homöopathenvereinigung bei der *NHMRC* Akteneinsicht verlangte. Als Erklärung gab das *NHMRC* bekannt, der erste Bericht sei von schlechter Qualität gewesen und es habe sich lediglich um einen ersten Entwurf gehandelt.

Auf Druck der Öffentlichkeit und eines internationalen Konsortiums aus Wissenschaftlern und Verbänden veröffentlichte die australische Gesundheitsbehörde im Sommer 2019 den ersten Bericht von 2012 dann doch. In ihm schnitt die Homöopathie deutlich besser ab und man bescheinigte ihr bei mehreren Indikationen eine Wirksamkeit. Obwohl die Kriterien für die Analyse von der Behörde selbst aufgestellt wurden, brach sie die Auswertung damals ab und beauftragte eine neue Kommission mit einer nochmaligen Analyse. Diese kam dann 2015 zu dem Schluss, eine Wirksamkeit für Homöopathie könne nicht nachgewiesen werden. Allerdings musste die Leiterin der Gesundheitsbehörde bei der Veröffentlichung der ersten Version einräumen, dass damit nicht behauptet werden könne, Homöopathie sei unwirksam.

Das Analysieren und Auswerten von Studiendaten ist eine heikle Angelegenheit. Man kann noch so bemüht sein, die Fehlerwahrscheinlichkeit so gering wie möglich zu halten, es wird nie ganz gelingen. Das schränkt ihre Beweiskräftigkeit natürlich ein. Deshalb ist das im Umkehrschluss auch kein Punkt für die Homöopathie. Denn auch sie arbeitet mit nicht gerade belastbaren Fakten, wenn sie sich darauf beruft, es gäbe viele gute Studien, die eine Wirksamkeit von Globuli bestätigen würden. Alles spielt sich auf der Ebene von Definitionen ab. Und diese stellt der Mensch auf – ein, wie wir alle wissen, ganz und gar nicht fehlerfreies Wesen.

Wie ist also die Studienlage zur Homöopathie einzuschätzen? Man kann wohl das Resümee ziehen, dass weder die Homöopathen noch ihre Kritiker die aktuelle Studienlage als Beweis für ihre jeweilige Position heranziehen können. Einerseits gibt es einfach zu wenige als hochwertig anerkannte

Studien zur Homöopathie, um die Sache als klar entschieden erklären zu können. Andererseits sind noch zu viele Fragen offen, zum Beispiel ob die kontrollierten klinischen Studien für ein solch spezielles Heilverfahren wie die Homöopathie überhaupt das geeignete Format darstellen oder ob nicht ganz andere notwendig sind. Grundsätzlich aber lassen sich aus Studien in der Medizin keine Beweise im Sinne von unumstößlichen und wahren Erkenntnissen ableiten – schon gar nicht für die Unwirksamkeit einer Methode.

5. Medien und Open Science

Die Gegner der Homöopathie bekennen sich offen dazu, die Reputation, die die Globuli-Medizin in der Gesellschaft genießt, zerschlagen zu wollen. Gegen eine Heilmethode, die in der Öffentlichkeit ein vergleichsweise hohes Ansehen genießt, kommt man allerdings mit rein rationalen und nüchternen Argumenten häufig nicht an. Um eine sich in der Bevölkerung über lange Zeit etablierte Meinung zu verändern, muss man heute die Medien mit ins Boot holen. Ohne sie ist ein solches Unterfangen schon von vornherein zum Scheitern verurteilt. In den modernen Massenmedien spielen die Merkmale eines »langsamen Denkens« wie Logik, Unterscheidungsfähigkeit und Ausgewogenheit heute sicherlich keine zentrale Rolle mehr. Das haben die organisierten Homöopathiegegner schon sehr früh erkannt und ihre Kampagnen entsprechend gestaltet.

Allerdings müssen die Kritiker hier mit gleich mehreren Problemen kämpfen. So haben sie es nämlich nicht nur mit einer Beliebtheit der Globuli in der Bevölkerung zu tun, es haftet ihnen selbst traditionell das Image des kühlen, rationalistischen und materialistischen Spielverderbers an, der den Leuten etwas Wertvolles wegnehmen will. Wenn man beide bei den Menschen eingeprägten Bilder verändern möchte, geht das nur über eine entsprechende Präsenz in den Medien, die dann aber das gewünschte Gegenbild zu transportieren haben. Dazu braucht es eingängige Gegenerzählungen: Wenn der Gegner ein allgemein positives Bild hat, muss man ihm ein negatives gegenüberstellen. Wenn man selbst eher negativ eingeschätzt wird, ist es wichtig, sich positiv zu präsentieren. Das ist entsprechend auch die Strategie der Homöopathiekritiker.

Die negative Gegenerzählung, die die Skeptikerorganisationen in der Öffentlichkeit verbreiten, ist eigentlich recht simpel: In Globuli ist nichts drin, also ist Homöopathie völlig wirkungslos. Diese ist aber auch überhaupt nicht sanft und natürlich, sondern gefährlich und im schlimmsten Fall tödlich. Homöopathie ist ein Rückfall ins Mittelalter, schwört auf Magie und Esoterik, sie ist Betrug und eine gefährliche Verschwörungstheorie oder gar eine Pseudoreligion. Noch dazu gefährdet der Glaube an die Globuli nach Überzeugung der Kritiker die freiheitlich-demokratische Grundordnung. Das sind die von den Kritikern gezielt eingesetzten Gegenbilder, um die soziale und öffentliche Anerkennung, die die Homöopathie in der Bevölkerung genießt, zu unterhöhlen. Umgekehrt sind die Kritiker sehr bemüht, sich selbst in einem positiven Licht erscheinen zu lassen: Man steht für Wissenschaft und Aufklärung, arbeitet mit wissenschaftlichen Beweisen und Fakten, möchte die Bevölkerung vor gefährlichen Scharlatanen schützen, will Homöopathie ja auch gar nicht verbieten, sondern die Globuli lediglich aus der Medizin entfernen, die damit ehrlicher und sicherer werde. All das komme schließlich den Kranken zugute. Wenn diese Botschaft dann noch von einer attraktiven Ex-Homöopathin in freundlichem Ton vermittelt wird, steht dem angestrebten Meinungswechsel in der Bevölkerung nichts mehr im Weg. Schon bald kann sich die Stimmung grundlegend verändern und irgendwann hält jeder Globuli für Bullshit.

All dies läuft über die Medien. Dazu müssen die Medien aber mitmachen. Deshalb ist es notwendig, zuerst sie von der Botschaft zu überzeugen. Auch das ist der organisierten Homöopathiekritik inzwischen weitgehend gelungen. Wer die Medienlandschaft beobachtet, kann dort seit einiger Zeit eine deutliche Gegenposition zur Homöopathie feststellen. Kaum ein Tag vergeht, an dem nicht irgendwo etwas Homöopathiekritisches veröffentlicht wird. Viele Journalisten sehen sich mittlerweile als aktive Mitstreiter bei der Mission »Globukalypse«. Selbst Kabarett und Comedy beteiligen sich seit geraumer Zeit fleißig daran, schließlich bietet diese Heilmethode mit ihren »aberwitzigen Ideen« ja die beste Steilvorlage für kräftige Publikumslacher und Schenkelklopfer. Ob Eckart von Hirschhausen, Jan Böhmermann, Florian Schröder, Vince Ebert, heute-show oder extra3: Alle haben sie die Homöopathie schon durch den Kakao gezogen und ihre Anhänger lächerlich gemacht. Wenn schon das Kabarett über die Globuli und ihre Freunde herzieht, dürften die Vertreter der Skeptikerbewegung recht haben: Es fehlt nicht mehr viel, und die Stimmung kippt.

Wie bringt man die Medien auf seine Seite? Ohne gezielte Lobbyarbeit wird das nicht gehen. Wenn aber die Botschaft nicht überzeugt, nützt auch der beste Lobbyismus nichts. Da Journalisten meist wenig Ahnung von der Homöopathie und der spezifischen Kritik an ihr haben, muss man diese Botschaft so aufarbeiten, dass ihr auch jeder Laie ohne nennenswertes Hintergrundwissen zustimmen kann. Die Methode der Kreation eines Klischees über Vereinfachung und Reduktion greift hier so gut wie immer. Bei der Homöopathiekritik ist dies kein großes Problem. Das Argument »Nix drin, nix dran« versteht jeder einigermaßen Gebildete, ebenso, dass die Unwirksamkeit wissenschaftlich als erwiesen gilt, wenn die entsprechenden Doppelblindstudien das so zeigen. Wenn die Wissenschaft ein Urteil gefällt hat, dann kann man davon ausgehen, dass das definitiv stimmt. Darüber hinaus groß noch eigene Recherchen anzustrengen, erscheint dann jedem Journalisten als vollkommen unnötig. Diese Vorgehensweise funktioniert bestens, da wir alle (und da machen akademische Weihen keine

Ausnahme) auf »schnelles Denken« gepolt sind. Auch Journalistinnen und Journalisten. Allerdings besteht die Gefahr, dass sie so einem »Hörensagen-Journalismus« zum Opfer fallen. So weit, so gut. Doch die organisierte Homöopathiekritik geht in ihrem Druck auf die Medien noch einen entscheidenden Schritt weiter.

An sich ist die Ausgewogenheit im Journalismus ein sehr hohes Gut, denn die Medien sollen sich nicht zum Sprachrohr einer bestimmten Sache machen lassen. Deshalb ist man auch bemüht, die Argumente, die für und gegen etwas sprechen, einigermaßen gleichgewichtig darzustellen. Gerade im politischen Journalismus ist das wichtig. Schwierig wird es jedoch beim Wissenschaftsjournalismus. Hier hat man es in der Regel mit eindeutigen Fakten zu tun. Somit ist es nicht angebracht, Meinungen, die diesen Fakten widersprechen, die gleiche Bedeutung beizumessen, wie den Tatsachen. Das ist vor allem im Umgang mit Verschwörungstheorien wichtig. Jemand, der behauptet, die Erde sei eine Scheibe, kann nicht verlangen, dass man seinen Argumenten medial genauso viel Platz einräumt wie den wissenschaftlichen und eindeutigen Fakten, die zweifelsfrei die Kugelform der Erde belegen. Hier ist es allem Anschein nach offensichtlich, dass eine den gesicherten Erkenntnissen widersprechende These falsch ist. Skeptiker wenden nun diese Argumentation auch auf die Homöopathie an: Die Sache mit den Globuli sei grundsätzlich und abschließend geklärt. Die weltweite Wissenschaftsgemeinde sei sich einig, dass an der Homöopathie nichts dran sei. Aus diesem Grund dürfe es auch hier keine »false balance« – also keine falsche Ausgewogenheit – geben. Was für die »Flacherdler« gelte, müsse auch für die Homöopathen gelten. Wer daran glaube, die Erde sei eine Scheibe, der glaube auch an die Wirksamkeit von Zuckerkügelchen (und umgekehrt), so einer der Slogans des *Informationsnetzwerks Homöopathie*.

Die Forderung an die Medienvertreter, ihre Ausgewogenheit in der Berichterstattung aufzugeben, ist zunächst einmal eine Herausforderung an die journalistische Freiheit. Dann tangiert sie den Artikel 5 des deutschen Grundgesetzes, in dem es heißt: »Die Pressefreiheit und die Freiheit der Berichterstattung durch Rundfunk und Film werden gewährleistet. Eine Zensur findet nicht statt ... Kunst und Wissenschaft, Forschung und Lehre sind frei.« Wer verlangt, die Berichterstattung in eine bestimmte Richtung zu unterbinden, muss hierfür gute Gründe vorweisen können.

Dessen ungeachtet sind die ersten Vertreter der sogenannten Qualitätsmedien mittlerweile dazu übergegangen, beim Thema Homöopathie ausschließlich den Standpunkt der Kritikerseite zu veröffentlichen. Gegenpositionen finden sich fragmentarisch meist nur noch auf Leserbriefseiten. Die Homöopathie scheint inzwischen auf einer Blacklist von Themen zu stehen, über die eine ausgewogene Berichterstattung ausgeschlossen ist. Wer sich über das Für und Wider von Globuli informieren möchte, hat es schwer, sich umfassend zu informieren. Die meisten Medien stellen dieses Thema erklärtermaßen nicht neutral dar – und wollen es auch gar nicht. Die Begründung lautet unisono: Wir müssen Leser, Zuschauer und Zuhörer vor Wissenschaftsfeinden schützen. Und zu diesen sind die so genannten »Globuli-Gläubigen« allemal zu zählen. Ausgewogenheit und Neutralität mögen in postmodernen Zeiten angebracht gewesen sein, sind es in postfaktischen aber nicht mehr – so der Grundtenor.

Mit so einer Haltung der »klaren Kante« macht man sich Freunde – oft allerdings nur in gewissen (zumeist intellektuellen und jung-akademischen) Kreisen. Wenn der Eindruck einer manipulativen Steuerung der öffentlichen Meinung entsteht, kann das bei einem Großteil der übrigen Bevölkerung jedoch das Gegenteil auslösen. Hier tut sich ein Problem auf, das als gesellschaftlich hoch brisant gelten kann: Das steigende Misstrauen immer größerer Teile der Gesellschaft gegenüber »Eliten«. Wenn Medien dann als »Erfüllungsgehilfen« solcher Kreise erscheinen, verwundert es nicht, wenn irgendwann das »Lügenpresse-Syndrom« entsteht. Geht es dabei um wissenschaftliche Themen, können die »Gebildeten« leicht dazu verführt werden, das »tumbe Volk« als unaufgeklärt zu deklarieren und als für Rattenfänger jeder Art empfänglich zu sein.

Man kann mit noch so vielen harten Fakten kommen, es scheint immer mehr Menschen zu geben, die solche abwehren und als gezielte Desinformation abtun. In der Wissenschaft rauft man sich deshalb die Haare und ist entsetzt. Man sieht das Heil in noch mehr Aufklärung, und bombardiert die Gesellschaft mit immer mehr unumstößlichen Fakten – und drängt die Medien dazu, bei bestimmten Themen keine »false balance« zu praktizieren. Mit dem Erfolg, dass bei vielen Menschen das Gegenteil erreicht wird. Wo liegt das Problem? Bei der scheinbar ungebildeten und leichtgläubigen Bevölkerung oder vielleicht bei der Wissenschaftselite selbst? Geht man dieser Frage intensiver nach, dann kommt man zu einem Urteil, das für die Wissenschaft ziemlich ernüchternd ausfällt.

Wenn sich große Teile der Bevölkerung (quer durch alle Schichten) mehr und mehr von der Wissenschaft abwenden, dann ist das ein Hinweis darauf, dass mit der so genannten »Öffentlichen Wissenschaft«, der Open Science, etwas nicht stimmt. In dieser geht es nämlich darum, wissenschaftliche Themen einer großen Zahl von (auch wissenschaftlich nicht speziell gebildeten) Menschen zugänglich zu machen. Im Deutschen steht dafür der Begriff der Populärwissenschaft – eine sehr passende Wortschöpfung, verbindet sie doch die Wissenschaft mit dem Volk. Wenn die Wissenschaft das Volk nicht mehr erreicht, ja, mehr noch, das Volk sich gegen die Wissenschaft wendet, dann ist es nicht vermessen, von einer Krise der Populärwissenschaft zu sprechen. Dann versagt sie nämlich in ihrem zentralen Auftrag auf ganzer Linie. Dafür mag es wohl zwei Gründe geben. Einerseits liegt das an der Art, wie das Thema Wissenschaft vermittelt wird, zum anderen am Zustand der Gesellschaft, der Wissenschaft vermittelt werden soll.

Die erste Kritik zielt in erster Hinsicht auf die medial omnipräsenten Vertreter der Open Science, die ob ihrer hohen

Quotenzahlen und *YouTube*-Klicks von den jeweiligen Medien so gehätschelten Wissenschaftserklärer/innen. Kritikwürdig ist nicht so sehr, was Lesch, Mai Thi & Co. über Wissenschaft sagen, sondern *wie* sie es sagen. Es ist nachvollziehbar, wenn Harald Lesch bei Klimaleugnern (O-Ton) »So'n Hals kriegt« und Mai Thi Nguyen-Kim beim Thema Homöopathie äußerst genervt die Augen verdreht und ihre Stimmlage unüberhörbar die Frequenz erhöht. Die Frage muss aber gestellt werden, ob das, was im Sinne der Naturwissenschaft nachvollziehbar ist, auch gut im Sinne der Sache ist, nämlich der Aufklärung wissenschaftlich nicht speziell ausgebildeter Menschen. Wenn man wissenschaftliche Themen scheinbar nur noch mit intellektueller Arroganz vermitteln kann, dann verwundert es nicht, wenn viele sich von den »Aufklärern« angegriffen fühlen und sich von ihnen abwenden. Darauf warten die inzwischen unzähligen Anbieter von »Alternativangeboten« im Internet (diesem metastasierenden Raum für Masseninformation) nur, wo sich die Spreu vom Weizen kaum mehr trennen lässt. Dass die Menschen dort nicht selten vom Regen in die Traufe kommen, zeigt, wie bedrohlich die Situation der Populärwissenschaften heute ist.

In solch einer Situation kann man ihr zugutehalten, dass sie es nicht eben leicht hat, sich bei jenen Gehör zu verschaffen, die sie erreichen will. Liegt der Grund hierfür nur darin, in einem Überangebot von Informationsanbietern als wenig attraktiv wahrgenommen zu werden? Sicher nicht, denn die entsprechenden Formate in Print, TV und Internet kommen gewiss nicht so altbacken daher, wie man meinen könnte. Gerade die Angebote der Chemikerin Mai Thi Nguyen-Kim können vor allem bei der jungen Generation punkten. Ihre Art »Sagen, was Sache ist« kommt an und führt beim Publikum zu einem dankbaren »Ja, so ist es. Punkt.« Aber gerade hierin liegt das Problem. Recht verstanden hat die Open Science eben nicht die Aufgabe, Wissenschaft so zu transportieren, dass die Reaktionen im Auditorium lediglich in einem zustimmenden Nicken bestehen. Schon gar nicht kann sie zum Ziel haben, die

Menschen von der Richtigkeit einer bestimmten wissenschaftlichen Erkenntnis zu überzeugen und sie als unumstößliche Wahrheit zu akzeptieren, wenn sie dies erwiesenermaßen gar nicht ist. Tatsachen müssen als Tatsachen beschrieben werden und Fakten als Fakten – aber alles in differenzierter Weise, umfassend und nicht auf selektive Art, das heißt, auch mit einem notwendigen Maß an Perspektivität. Fehlt dies, stiehlt sich durch die Hintertür ein Dogmatismus in die Populärwissenschaft ein, der mit Wissenschaft unvereinbar ist. Hier zeigt sich, in welchem Dilemma die Populärwissenschaft heute steckt. Das wäre nun der zweite Punkt des Problems.

Die Gesellschaft hat sich innerhalb weniger Jahrzehnte deutlich verändert. Der Glaube an Autoritäten ist stark zurückgegangen, im Politischen, wie auch in anderen Bereichen, in denen eine bestimmte Gruppe einen Führungsanspruch erhebt. Die Bevölkerung nimmt in Politik, Wirtschaft und Wissenschaft Eliten wahr, denen sie in erster Linie negative Beweggründe nachsagt, und denen sie zunehmend misstraut. Ihr Ziel sei es nämlich, so die allgemeine Meinung, Macht über die Masse ausüben zu wollen. Dazu wären ihnen alle Methoden der Manipulation recht. Diese Eliten nicht nur kritisch zu betrachten, sondern sich auch offen gegen sie zu stellen, sei deshalb dringend notwendig und geboten. Das klingt nach klassischer Verschwörungstheorie. Nur hat diese weitverbreitete Elitenskepsis eine reale Grundlage, die sich historisch belegen lässt: Schon immer waren die Umsetzung von Zielen und der Machterhalt mit gezielter Propaganda und einer Lenkung beziehungsweise Manipulation der Massen verknüpft. Was früher Kaiser, Könige und Päpste waren, sind heute die Digitalimperien des Silicon Valley, deren Religion der Kapitalismus ist. Hier ist nicht der Ort, um die Stimmigkeit dieser Analyse zu diskutieren. Es geht um die Frage: Was hat das mit den Globuli zu tun?

Die von den organisierten Gegnern der Homöopathie propagierte »Mission Globukalypse« dient gewiss nicht dazu, das Vertrauen in die Wissenschaft und die Open Science zu stärken. Das oberlehrerhafte Vorgehen und die intellektuelle Arroganz, mit der oft gegen die Homöopathie vorgegangen wird, ist dabei gar nicht das Hauptproblem. Viel schwerwiegender ist das Agieren mit Argumenten, die offensichtlich Halbwahrheiten, manchmal sogar dreiste Lügen sind: Wenn das Wissenschaftsressort einer renommierten überregionalen Tageszeitung davon spricht, die Wirkungslosigkeit der Globuli sei inzwischen wissenschaftlich bewiesen, dann belegt das in peinlicher Weise, dass hier jemand den Stift in der Hand führte (oder vielmehr die Finger in die Tastatur drückte), der oder die mit den wissenschaftstheoretischen Basics nicht vertraut ist. Wenn die führende Homöopathiekritikerin Deutschlands behauptet, Homöopathie sei eine Verschwörungstheorie und eine pseudoreligiöse Sekte, dann verlässt sie die wissenschaftliche Diskussion und lenkt sie auf eine ideologische Ebene (auf der man ihr allerdings problemlos nachweisen kann, dass ihre Aussage eindeutig falsch ist). Wenn die Wissenschaftsjournalistin Mai Thi Nguyen-Kim in einem ihrer Internetvideos die Herstellung homöopathischer Arzneimittel auf eine Weise darstellt, die den Vorgaben des *Homöopathischen Arzneibuchs* klar widerspricht, dann darf sie sich nicht wundern, wenn man ihr mangelnde Seriosität vorwirft, und auf einem Auge blind zu sein.

Warum machen das die Vertreter der Open Science, die sich doch der Wissenschaftlichkeit verpflichtet fühlen? Es drängt sich eine einfache, aber schlüssige Antwort auf: Weil für sie Homöopathie einfach Humbug ist. Bei Humbug ist es scheinbar statthaft, es mit Genauigkeit und Wahrhaftigkeit nicht allzu ernst zu nehmen. Humbug muss nicht diskutiert, sondern bekämpft werden. Und in Kampfsituationen herrschen andere Regeln als im wissenschaftlichen Diskurs. So einfach ist das. Die von der Populärwissenschaft aufzuklärenden Menschen ahnen davon nichts. Sie müssen den Vertretern der Wissenschaft glauben. Genau das aber tun sie immer seltener. Man sollte ihnen deshalb nicht vorschnell Vorwürfe machen. Das eigene Verhalten zu überprüfen, wäre seitens der

Wissenschaft vielleicht hilfreich – allerdings nur, wenn man dabei auch zur Selbstkritik fähig ist. Das verlangt aber die Einsicht, in der eigenen Einschätzung durchaus auch falsch liegen zu können. Doch der Weg von der intellektuellen Arroganz zur intellektuellen Demut ist wohl ein langer.

6. Das (verschwiegene) objektive Bild der Homöopathie

Die Frage, wie es sich mit der Homöopathie tatsächlich verhält, ist so einfach nicht zu beantworten. Dazu sind die allgemein zugänglichen Informationen zu selektiv, weil sie in der Regel die Positionen des *Informationsnetzwerks Homöopathie* und der Skeptikerbewegung ungefiltert wiedergeben. Man muss schon auf eigene Faust im Internet recherchieren, um die Sicht von Vertretern der Homöopathie und ihre Antworten auf die Vorwürfe ausfindig zu machen. Aber selbst wenn man diese findet und studiert: kann man sicher sein, dass nicht auch diese einseitig dargestellt sind? Ist es beim Thema Globuli nicht so, dass Aussagen gegen Aussagen stehen und eigentlich niemand in der Lage ist, den Sachstand objektiv darzustellen? Es mag den Anschein haben, dass dem so ist. Doch das ist unbefriedigend, weil es damit wohl so schnell keinen Ausweg aus dem Glaubenskrieg um die Homöopathie geben dürfte. Diesem Umstand kann man eigentlich nur begegnen, indem man sich daran macht, die Fakten zur Homöopathie, die unstrittig sind oder die eindeutig belegt werden können, zusammenzufassen und bei kontrovers diskutierten Themen weitgehend unkommentiert in den Raum zu stellen. Diese Idee wartet auf ihre Umsetzung. Hier soll ein erster Entwurf dazu geliefert werden:

• Man verbindet die Entdeckung der Homöopathie gewöhnlich mit einer persönlichen Erfahrung des Arztes Samuel Hahnemann im Jahr 1790. In einem Selbstversuch nahm er über mehrere Tage kleine Mengen von Chinarinde ein (damals ein wichtiges Heilmittel bei Malaria) und notierte akribisch die auftretenden Symptome. Beim Studium der Aufzeichnungen erkannte Hahnemann, dass Chinarinde bei ihm als Gesundem, vergleichbare Symptome hervorrief, wie die Malaria. Daraus schloss er, dass Arzneimittel, die beim Gesunden bestimmte Symptome hervorrufen können, genau diese heilen können, wenn sie sich bei einem Kranken finden. Später wird dies als das Ähnlichkeitsprinzip zum Fundament der Homöopathie werden. Heute geht man davon aus, dass die Interpretationen Hahnemanns wohl nicht stichhaltig waren und die auftretenden Symptome auch anders erklärbar sind als durch die Wirkung der Chinarinde. Allerdings ist der »Chinarinden-Versuch« nur einer von unzähligen anderen, die Hahnemann innerhalb von sechs Jahren durchführte. Erst nach langer Prüfung ging er 1796 schließlich mit seiner neu entwickelten Heilmethode an die Öffentlichkeit.

- Dem homöopathischen Ähnlichkeitsprinzip wird vorgeworfen, es stamme aus der magischen Vorstellungswelt früherer Epochen der Menschheitsgeschichte und sei eine überholte okkulte Idee. Tatsächlich finden sich von der Antike bis ins Mittelalter hinein Gedanken einer Wirkung von »Ähnlichkeiten«, auch im Bereich der Medizin. Heute gibt es solche Vorstellungen meist nur noch bei Naturvölkern, sind aber auch in der Esoterik weit verbreitet. Der Vorwurf, Hahnemann habe sein Ähnlichkeitsprinzip aus der Welt des Okkulten übernommen, ist jedoch falsch. Der Begründer der Homöopathie war ein entschiedener Gegner des Okkultismus und hat sich in seinen Schriften mehrfach explizit dagegen ausgesprochen, seine Heilmethode mit solchen Ideen in Verbindung zu bringen. Seine Rückschlüsse zog er ausschließlich aus der nüchternen Beobachtung am Menschen. Hahnemann war durchaus der Aufklärung verpflichtet und wählte deren Wahlspruch »Sapere aude« (Wage es, weise zu sein) zu seinem eigenen – allerdings in der Abwandlung als »Aude sapere«.

- Hahnemann verabreichte seine Arzneimittel zunächst in sehr kleiner Menge, das schon deshalb, weil es sich mitunter um giftige Stoffe handelte. Trotz vorsichtiger Dosierung konnte er bei den Patienten aber nicht selten heftige Reaktionen beobachten, die einer Besserung vorausgingen. Er entschloss sich also, die Arzneigabe immer mehr zu verkleinern, was aber teilweise praktisch schwer umsetzbar war. Aus diesem Grund entwickelte er eine Methode der schrittweisen Verdünnung, indem er die Stoffe im Verhältnis 1:100 verdünnte und von dieser Verdünnung wiederum weitere Verdünnungen im gleichen Verhältnis herstellte. So kamen mit der Zeit sehr hohe Verdünnungsgrade zustande. Hahnemanns Beobachtung war die, dass die Wirkung seiner homöopathischen Mittel umso intensiver wurde, je höher er den Arzneistoff verdünnte. Er erklärte dies damit, dass die schrittweise Verdünnung zu einer Wirkverstärkung führe und nannte sie daher »Potenzierung«. Das eigentliche Wesensmerkmal der Homöopathie ist jedoch nicht die Verdünnung, sondern das Ähnlichkeitsprinzip. Homöopathie könnte grundsätzlich auch mit unverdünnten Stoffen betrieben werden (so wie Hahnemann es in den ersten Jahren gemacht hatte).

- Ein Wirkmechanismus, wie homöopathische Arzneien therapeutische Effekte hervorrufen können, konnte bis heute noch nicht gefunden werden. Nach dem aktuellen Wissensstand und den Erkenntnissen der Naturwissenschaften ist ein solcher (vor allem bei höher verdünnten Substanzen) auch nicht plausibel. Ab der 23. Verdünnungsstufe bei den D-Potenzen (Verdünnung 1:10) und der 12. bei C-Potenzen (Verdünnung 1:100) ist rein rechnerisch kein Molekül der Ausgangssubstanz mehr in den Mitteln vorhanden. Ein pharmakologischer Effekt kann somit ausgeschlossen werden – zumindest für höher verdünnte Homöopathika. Allerdings hat man inzwischen auch bei den sogenannten »Hochpotenzen« Nanopartikel finden können. Ob diese aus den Ausgangsstoffen oder aus Verunreinigungen stammen, konnte bisher nicht geklärt werden, ebenso nicht, ob sie für die beobachteten therapeutischen Wirkungen verantwortlich sind. Erklärungsmodelle über gespeicherte Informationen (»Wassergedächtnis«) oder über die Quantenphysik konnten bis jetzt ebenfalls nicht eindeutig bestätigt werden. Allerdings heißt das nicht, dass es eine Erklärung definitiv nicht gibt. Man kann wohl davon ausgehen, dass eine solche nur durch grundlegend neue Erkenntnisse der Physik möglich sein dürfte. Das mag aus heutiger Sicht vielleicht unplausibel erscheinen, ist aber nicht auszuschließen. Die Vertreter der Homöopathie sehen in ihrem Heilverfahren eine wissenschaftliche Anomalie, die weiter erforscht werden müsse.

- Es ist unbestritten, dass Homöopathie positive therapeutische Effekte haben kann. Da bis jetzt noch kein naturwissenschaftlich nachvollziehbarer Wirkmechanismus belegt werden konnte, werden diese Wirkungen auf andere Art erklärt. In Frage kommen vor allem der Placeboeffekt, Regulationen im Sinne von Selbstheilung oder übliche Schwankungen im Befinden. Oder es sind einfach Selbsttäuschungen von Patienten und Behandelnden. Für die Homöopathiekritiker ist dies eine schlüssige Erklärung für die Wirksamkeit von Globuli. Allerdings hat das von ihnen postulierte »Wirkmodell Placebo« nichts mit harten Fakten zu tun. Es beruht ausschließlich auf reinen Schlussfolgerungen und nicht auf wissenschaftlichen Studien. Die Behauptung, dass Homöopathie als Placebo oder über ähnliche Mechanismen funktioniert, ist somit eine plausible Erklärung, die zwar vom derzeitigen Wissensstand abgeleitet werden kann, die sich aber wissenschaftlich nicht belegen lässt. Praktizierende Homöopathen und Homöopathinnen bezweifeln, dass sich die Wirkungen der Globuli allein auf den Placeboeffekt zurückführen lassen. Sie führen Praxiserfahrungen an, die eine Wirkung im Sinne eines Placeboeffekts als unplausibel erscheinen lassen, da hier die Voraussetzungen für dessen Wirkung nicht gegeben sind. Auch könnten dauerhafte

Besserungen oder Heilungen bei chronischen und austherapierten Krankheitsfällen kaum damit erklärt werden.
Zudem führen sie an, dass eine Heilmethode, die eigentlich
wirkungslos ist, schwerlich über zweihundert Jahre über-
lebt und sich dabei über alle Kontinente verbreitet hätte.

- Gegen die Einschätzung, Homöopathie arbeite lediglich mit
  Placebos wird oft angeführt, dass Globuli auch bei Babys,
  Bewusstlosen und Tieren wirksam seien. Dies sind Erfahrungen, die Anwender der Homöopathie seit den Anfängen
  der Methode berichten. Zumindest was Babys und Tiere
  betrifft, soll nach der Beurteilung der Kritiker, ein Placeboeffekt aber durchaus möglich sein. Man spricht vom
  sogenannten »Placebo by proxy«. Hier würde die positive
  Erwartungshaltung der Eltern oder Tierhalter der Homöopathie gegenüber die Zuwendung und Empathie erhöhen,
  was einen positiven Effekt induzieren könne. Das ist grundsätzlich eine Erklärungsmöglichkeit, hat aber viele Unwäg-
  barkeiten. Es ist nicht untersucht, inwieweit die Anwender
  der Homöopathie tatsächlich ihr Verhalten ändern und
  wenn ja, ob dies ursächlich mit einer Besserung des Befin-
  dens zusammenhängt. Haustiere, die eine enge Verbindung
  zum Besitzer haben, können solche »Überzeugungen« möglicherweise wahrnehmen, schwieriger wird es, damit Wirkungen von Globuli bei Schweinen, Rindern und Geflügel zu
  erklären, über die vielfach berichtet wird. Sollte Homöopathie bei Bewusstlosen oder gar Pflanzen Wirkungen zeigen,
  dann scheidet auch ein Effekt über »Placebo by proxy« aus.

- In der modernen Medizin müssen Medikamente und Therapieverfahren ihre Wirksamkeit über klinische Studien
  unter Beweis stellen. Das gilt auch für die Homöopathie.
  Goldstandard hierbei sind die randomisierten kontrollierten Studien (Doppelblindstudien). Kritiker sagen, es sei der
  Homöopathie nicht gelungen, in solchen Studien einen Wirkungsnachweis zu erbringen, deshalb ihr Credo: »Homöopathie wirkt nicht über den Placeboeffekt hinaus«. Hier
  stehen sich die Aussagen von Gegnern und Befürwortern

der Homöopathie oft diametral gegenüber. Homöopathen beharren auf der Aussage, dass die Studienlage durchaus einen Beleg für die Wirksamkeit erbringe. Zwar berufen sich beide Seiten auf dieselben Daten, doch werden sie unterschiedlich interpretiert. Wenn man die Studien in ihrer Gesamtheit betrachtet, ergibt sich ein deutlicher Beleg für die Wirkung von Homöopathie. Die Gegner wenden ein, die meisten dieser Studien hätten methodische Mängel und seien daher für eine sichere Beurteilung unbrauchbar. Doch Homöopathen verweisen auf zahlreiche Studien mit hoher Qualität, die positiv für die Globuli ausgegangen sind. Sicher kann wohl festgehalten werden, dass die Studienlage uneinheitlich ist und man nur bei einer Beschränkung auf wenige hochwertige Studien zum Schluss kommen kann, Homöopathie sei unwirksam. Ein harter, wissenschaftlich allgemein anerkannter Wirknachweis steht jedoch bis heute aus. Deutlich klarer ist das Bild bei einem anderen Studientyp, den Beobachtungsstudien. Sie können nicht die Frage beantworten, ob ein Medikament oder ein Verfahren spezifisch wirkt, sind aber in der Lage anzuzeigen, wie sich eine Therapie im klinischen Alltag auswirkt. Hier sprechen die Daten für einen positiven Effekt einer homöopathischen Therapie. Kritiker lehnen diese Studien zur Bewertung der Homöopathie ab und nennen sie »Scheinstudien«. Allerdings wurde in einer großen Übersichtsarbeit festgestellt, dass die Zuverlässigkeit von Beobachtungsstudien mit der von randomisierten kontrollierten Studien vergleichbar ist.

- Neben klinischen Studien gibt es auch eine Grundlagenforschung in der Homöopathie. Sie beschäftigt sich mit der Existenz möglicher spezifischer Wirkungen höher potenzierter Arzneimittel in biologischen Modellen. Europaweit beschäftigen sich fünf universitäre Arbeitsgruppen mit dem Thema und es sind hierzu annähernd zweitausend Untersuchungen bekannt. So wird beispielsweise erforscht, wie hochverdünnte Substanzen auf Zellkulturen, Mikroorganismen, Pflanzen oder Tiere wirken. In zahlreichen Experimenten und Studien konnte gezeigt werden, dass homöopathisch potenzierte Substanzen Wirkungen in biologischen Systemen haben können, selbst solche, die hoch verdünnt sind. Allerdings waren die Ergebnisse nur schwer reproduzierbar und eine Wirksamkeit scheint von verschiedenen Faktoren abhängig zu sein. Deshalb kann man verlässliche Aussagen zur Wirksamkeit der Homöopathie bisher nicht treffen. Die Reproduzierbarkeit auf dem Gebiet der Grundlagenforschung ist in den letzten Jahren allerdings angestiegen. Die Forscher gestehen ein, dass ein Durchbruch in der Erforschung der Homöopathie noch längst nicht gelungen sei, sehen aber ermutigende Fortschritte. Das verneinen die Kritiker und fordern, die Forschung zur Homöopathie einzustellen.

Das sind sozusagen Rohdaten, die zur Homöopathie vorliegen. Aus diesem Spektrum speisen sich die Argumente pro und kontra Globuli und auch die beiden extremen Positionen: »Die Wirkung der Homöopathie ist eindeutig bestätigt« beziehungsweise »Die Homöopathie ist absolut unwissenschaftlich und funktioniert nicht«. Von einer Metaebene aus betrachtet, wird wohl schnell deutlich, dass es aus gegenwärtiger Sicht nicht möglich ist, die Homöopathie abschließend und letztgültig zu bewerten. Dazu sind die vorliegenden Daten zu uneinheitlich. Nur wenn man der naturwissenschaftlichen Plausibilität die Funktion einer »höchsten Entscheidungsinstanz« zuweist, kann man die Meinung vertreten, die Homöopathie sei definitiv unhaltbar. Wissenschaftliche Plausibilität ist jedoch zeitgebunden. Sie kann sich ändern, wenn Wissenschaft und Forschung voranschreiten – und das tun sie immer. Nur so gibt es in der Wissenschaft Fortschritte. Wer argumentiert, in Sachen Homöopathie habe die Wissenschaft heute ein letztgültiges Urteil gefällt, geht davon aus, heute schon zu wissen, was morgen nicht möglich sein wird. Doch wer kann ernsthaft behaupten, heute zu wissen, in welche Richtung der wissenschaftliche Fortschritt morgen *nicht* gehen wird?

7. Blaupause für alles andere?

Die organisierten Homöopathiekritiker haben sich festgelegt: Homöopathie ist wissenschaftlich absolut unhaltbar und kann den Wirkungsnachweis nicht liefern. Für sie ist die Sache ein für alle Mal geklärt und die Akte könne guten Gewissens geschlossen werden. Alles andere sei Zeit- und Geldverschwendung. Wann es zum tatsächlichen Aktenschluss kommt, steht allerdings noch in den Sternen. Dazu müsste die Politik entsprechende Gesetze verabschieden oder bestehende ändern. Obwohl die homöopathiekritischen Vertreter der Skeptikerbewegung bei Politikerinnen und Politikern unterschiedlicher Parteien zunehmend Gehör finden, dürfte ein Umsetzen der »Globukalypse« so schnell und auch so leicht nicht möglich sein. Hierzu ist das positive Bild der Homöopathie in der Bevölkerung noch zu stark verankert. Noch. Wie lange das so sein wird, ist zumindest fraglich. Sollte es aber irgendwann einmal dazu kommen, legen dann die Globuli-Gegner die Hände zufrieden in den Schoß, nachdem sie zum großen Erfolg angestoßen haben? Das ist nicht zu vermuten. Die Beseitigung der Homöopathie ist für sie nur der erste Schritt.

Den Skeptikern geht es nicht speziell nur um Homöopathie, sie haben die ganze Alternativmedizin im Visier. Für sie hat die Medizin keine Alternative nötig. Und da alternativmedizinische Verfahren in Doppelblindstudien nicht bestehen könnten, gehörten sie auch nicht zur Medizin. Unwirksam könne ja niemals eine Alternative zu wirksam sein. Der Denkfehler, der hinter dieser Behauptung steckt, wurde schon ausführlich erläutert, doch ficht das die Skeptiker nicht an. Sie stricken bereits an entsprechenden Kampagnen gegen weitere Verfahren aus dem alternativen Sektor. Wobei sie sich nicht nur auf die Medizin beschränken wollen. So unterstützt die *GWUP* zum Beispiel Aktionen zur Wiedereinführung der Kernenergie, zum Abbau von Einschränkungen für die Gentechnik, zur positiven Bewertung einer intensiven Landwirtschaft und gegen eine

»Verteufelung« von Produkten der Agrarchemie wie Glyphosat. Sie kritisieren den Hinweis auf gentechnisch veränderte Zutaten auf Lebensmitteln und fordern gleichzeitig Warnhinweise auf homöopathischen und pflanzlichen Arzneimitteln.

Das *Informationsnetzwerk Homöopathie* als Ableger der *GWUP* will sich nach der Homöopathie zunächst der Anthroposophischen Medizin »annehmen«. Hier sehe man noch mehr als bei der Globuli-Medizin eine gefährliche okkult-esoterische Infiltration der Gesellschaft, der man sich offensiv entgegenstellen müsse. Grundsätzlich aber sollen alle Verfahren der Alternativmedizin auf den Prüfstand. Was dort nicht bestehe, dürfe zukünftig nicht mehr Teil des medizinischen Angebots sein, so die einhellige Meinung. Hierzu gehöre auch der Beruf des Heilpraktikers. Natalie Grams vom *INH* hat hierzu in den sozialen Medien schon einmal den Hashtag »Heilpraktikerkalypse« präsentiert.

Die Kampagne gegen die Homöopathie scheint hier also eine Art Vorreiterrolle zu spielen und dürfte für künftige Aktionen als Blaupause dienen. Unabhängig von der Frage, ob die Eliminierung aller alternativen Heilmethoden überhaupt durchsetzbar ist, ist es für die Beurteilung der Skeptiker-Kampagnen durchaus sinnvoll, sich ein klares Bild von der Medizin zu machen, die wir bekommen werden, sollten diese Aktivitäten erfolgreich sein. Dabei muss kritisch die Frage gestellt werden, ob das für die Medizin tatsächlich ein Fortschritt ist und vor allem, ob die Patienten davon wirklich profitieren.

III. Medizin am Scheideweg

1. Die Gretchenfrage: Wie definieren wir Medizin?

Kinderfragen sind für die Eltern mitunter lästig. Selbst Banales wollen die Sprösslinge erklärt bekommen, was Mutter und Vater vor gehörige Probleme stellen kann. Und wenn sie dann glauben, einen Umstand kindgerecht erklärt zu haben, kontern die Kleinen mit einem trockenen »Warum?«, der Totschlagfrage aller Kindergartenkinder. Die Frage »Was ist Medizin?« könnte auch eine Vierjährige stellen. Die Antwort hierauf dürfte die Eltern nicht gerade vor unüberwindbare Schwierigkeiten stellen, kann man sie doch mit einem konkreten Beispiel verdeutlichen: »Wenn du ein Aua hast und Frau Doktor das Aua wieder weg macht, dann ist das Medizin.« Das versteht jedes Kind, und die Eltern dürften zufrieden sein (solange nicht auch hier das obligatorische »Warum« folgt).

Medizin ist Gesundmachen, oder Heilen, wie man korrekterweise sagt. Samuel Hahnemann, der Begründer der Homöopathie, hat dies schlicht und treffend so formuliert: »Des Arztes höchster und einziger Beruf ist es, kranke Menschen gesund zu machen, was man heilen nennt.« Mit diesem Satz beginnt sein »Organon der Heilkunst«, die Bibel der Homöopathie. Doch Hahnemann spricht hier nicht von der Medizin an sich, sondern vom Arzt und seinem Tun. Man ist geneigt, beides synonym zu setzen, doch Medizin ist mehr als das konkrete ärztliche Praktizieren. Man kann auch medizinisch tätig sein, ohne eine Heilbehandlung im engeren Sinne auszuüben. Ärztinnen und Ärzte können in der Medizinforschung arbeiten, zum Beispiel in der Entwicklung neuer Medikamente und Therapien, sie können in der Rechtsmedizin tätig sein und tagtäglich Leichen sezieren. Oder sie können als Reproduktionsmediziner kinderlosen Paaren zu eigenem Nachwuchs verhelfen. Das hat mit dem konkreten Heilen von Krankheiten nichts direkt zu tun, ist aber eine Tätigkeit, die eine ärztliche Ausbildung verlangt. Auf der anderen Seite sind bei der direkten Behandlung von Patienten und ihren Leiden auch Berufsgruppen involviert, die gar kein Medizinstudium als Grundlage haben, und deshalb keine Ärzte sind, zum Beispiel Physiotherapeuten, Ergotherapeuten, Heilpraktiker, Psychotherapeuten oder Kunsttherapeuten. Das heißt also: Man kann Arzt sein, ohne mit dem Thema Heilen überhaupt konfrontiert zu werden, und man kann direkt in der Krankheitsbehandlung tätig sein, auch ohne eine ärztliche Ausbildung genossen zu haben. Medizin ist also vielschichtiger, als man gemeinhin denkt.

Unstrittig geht es in der Medizin um die Gesundheit von Mensch und Tier. Diese soll erhalten beziehungsweise wieder hergestellt werden. Dabei steht der Beruf des Arztes im Mittelpunkt. Unterstützende oder spezifische Funktionen übernehmen die sogenannten medizinischen Assistenzberufe. Nicht anzuzweifeln ist auch die Tatsache, dass in der Medizin das Handeln im Vordergrund steht. Heilen geht nur über eine konkrete praktische Handlung. Theorie und Forschung haben in der Medizin die Funktion, dem Handeln eine verlässliche und sichere Grundlage zu geben. Sie sorgen dafür, dass das medizinische Handeln sich auf Wissen stützen kann. Die Suche nach Wissen ist in der Medizin aber kein Selbstzweck. Vielmehr hat das Wissen dem Handeln gegenüber eine dienende Funktion. Wissenschaftliche Erkenntnis ist in der Medizin schon deshalb dem konkreten Handeln nachgeordnet, weil sie immer zeitgebunden ist und nie Anspruch auf absolute Richtigkeit oder gar Wahrheit erheben kann. Auch die Orientierung der medizinischen Praxis an den Erkenntnissen der Wissenschaft gibt dem einzelnen Patienten nicht die Gewähr, dass er auf diese Weise tatsächlich geheilt wird. Zweifelsfrei haben wissenschaftliche Erkenntnisse die Medizin enorm weitergebracht; trotzdem bleibt das Scheitern auch heute ein grundlegender Bestandteil des medizinischen Alltags.

In der Kontroverse zwischen Vertretern der Alternativmedizin und ihren Kritikern geht es auch um das Verständnis der Medizin. Nicht wenige der alternativmedizinischen Verfahren haben ihre Ursprünge im Erfahrungswissen vorwissenschaftlicher Zeiten. Die Erklärungsmodelle sind dementsprechend zeitgebunden und müssen vor dem Hintergrund der damaligen Vorstellungswelt interpretiert werden. Sie mit Mitteln der modernen Naturwissenschaften erklären zu wollen, ist schon deshalb zum Scheitern verurteilt. Ob es das Chi der traditionellen chinesischen Medizin gibt oder die Lebenskraft der Hahnemann'schen Homöopathie, die Energien von Edelsteinen oder eine Heilkraft aufgelegter Hände, ist aus heutiger Sicht sicher fraglich. Sollten sie sich einmal definitiv als Irrtum entpuppen, heißt das jedoch noch lange nicht, dass die darauf aufbauenden praktischen Handlungen als falsch oder wirkungslos einzustufen sind. Möglicherweise liegt der Alternativmedizin ein großes Paradoxon zugrunde: Vielleicht führen falsche Vorstellungen und Denkmodelle zu durchaus richtigen therapeutischen Handlungen, kurz: falsches Denken, richtiges Handeln.

Ein derart unlogisches Denken verbietet sich den Gegnern von Globuli & Co. Sie sehen sich dem rationalen Denken und den Naturwissenschaften verpflichtet, und sind davon überzeugt, dass diese unverrückbar das Fundament der Medizin bilden müssten. Dabei ist das Verhältnis von Naturwissenschaft und Medizin so eindeutig gar nicht. Jedenfalls wird in der Fachwelt angezweifelt, dass die Medizin Teil der Naturwissenschaften sei und noch nicht einmal als »angewandte Naturwissenschaft« gelten könne. Schon Mitte des 19. Jahrhunderts war ein Versuch gescheitert, die Medizin in die Naturwissenschaft zu integrieren. Es war die Zeit des euphorischen Aufbruchs von Forschung und Wissenschaft, der auch die Medizin zu revolutionieren begann. Man glaubte, mit den Naturwissenschaften das klinische Handeln von den bisherigen Unsicherheiten und Unzulänglichkeiten »erlösen« zu können. Die Hoffnung bestand darin, dass das ärztliche Handeln nun präzise, sicher und reproduzierbar würde. Eine Vorstellung, die sich als Trugschluss entpuppte.

In den 1920er-Jahren wurde klar, dass die Definition der Medizin als Naturwissenschaft nicht haltbar war. Dazu tangiert sie zu viele Bereiche, die naturwissenschaftlich gar nicht vollständig erklärbar sind. Allein zentrale Medizinbegriffe wie Gesundheit, Krankheit, Leiden usw. entziehen sich einer rein naturwissenschaftlichen Erklärung. Die Verhältnisse am Krankenbett oder im Sprechzimmer sind ganz andere als beispielsweise im Labor. Dass mit wissenschaftlichen Erkenntnissen zwangsläufig bessere therapeutische Ergebnisse zu erreichen seien, erwies sich als Irrtum. So zeigten etwa zwei Studien Ende des 20. Jahrhunderts, dass sich bei Patienten mit Herzrhythmusstörungen durch entsprechende Medikation der Herzschlag positiv beeinflussen ließ, die Teilnehmer aber statistisch eher verstarben. Die positive Beeinflussung eines einzelnen klinischen Parameters sagt somit nichts darüber aus, ob dem Patienten mit einer Therapie wirklich geholfen oder eher geschadet wird. Den naturwissenschaftlichen Anspruch nach genauer Berechenbarkeit konnte die praktische Medizin also nicht erfüllen – und kann es bis heute nicht. Die Vision, aus der Medizin eine mathematisch exakte Wissenschaft zu machen, war und ist eine Illusion.

Diese Ernüchterung führte zu einer Rückbesinnung auf die ärztliche Erfahrung, was aber selbst wiederum desillusionierend war, weil man sich abermals dem alten Problem der klinischen Unsicherheiten und der Unberechenbarkeit im Handeln gegenübersah, ein Umstand, der die Medizin seit ihren Anfängen begleitete. Man versuchte, aus diesem Dilemma zu entkommen, indem der Medizin (neben den bewährten naturwissenschaftlichen) weitere orientierende Elemente hinzugefügt wurden, zum Beispiel weltanschauliche, psychosomatische oder naturheilkundliche. Dadurch erhielt die Medizin insbesondere nach dem Zweiten Weltkrieg einen mehr pluralistischen und pragmatischen Ansatz, was zum Aufschwung von unter anderem anthroposophischer Medizin, psychosomatischer Medizin, Naturheilkunde, chinesischer Medizin oder Homöopathie führte. Auch wenn die »offizielle« Schulmedizin diesen Verfahren grundsätzlich kritisch bis ablehnend gegenüberstand, wurden sie doch weitgehend toleriert, oder zumindest ignoriert.

Bis zum Ende des 20. Jahrhunderts galt ein pragmatisches »Wenn's hilft ...« als eine Art stille Übereinkunft, auf deren Basis praktische Heilkunde betrieben wurde. Konflikte mit der Wissenschaftlichkeit mancher Heilmethoden aus dem alternativen Bereich wurden zwar offen angesprochen und thematisiert, konkrete Folgen für die Alternativmedizin hatte dies aber nicht. Mit dem Aufkommen der sogenannten evidenzbasierten Medizin (EbM) Ende der 1990er-Jahre bekam dieser Pragmatismus System. Ziel der EbM ist es, eine medizinische Behandlung eindeutig patientenorientiert und auf Basis nachgewiesen wirksamer Therapien durchzuführen. Zur Klärung einer therapeutischen Wirksamkeit verlangt die EbM klinische Studien. Einen Ausschluss von Verfahren, die naturwissenschaftlichen Erkenntnissen widersprechen, gibt es nicht, ebenso wenig einen »Plausibilitätsfilter« (wie es von Weymayr und Heißmann mit der sogenannten Szientabilität für die Homöopathie gefordert wurde). Was eine Wirkung nachweisen kann, gilt als anerkanntes Verfahren, gleich, welche wissenschaftlichen oder theoretischen Hintergründe es auch haben mag.

Mit der evidenzbasierten Medizin ist die Einverleibung der Medizin in die Naturwissenschaft vom Tisch. Das kommt den meisten Verfahren der Alternativmedizin entgegen, doch es bringt auch eine Hürde mit sich, an der viele von ihnen bisher gescheitert sind: den exakten, zweifelsfreien und allgemein anerkannten Wirkungsnachweis. Allerdings wird in der Diskussion um die Alternativmedizin immer wieder der Fehler begangen, evidenzbasierte Medizin mit den Erkenntnissen aus den klinischen Studien gleichzusetzen. EbM ist keine studienbasierte Medizin, auch wenn in ihr wissenschaftliche Studien einen ausgesprochen hohen Stellenwert innehaben. Ihrer Definition nach fußt die EbM auf drei Säulen: der externen Evidenz (aktuelle Studienlage), der klinischen Expertise (ärztliche Fachkunde und Erfahrung) und der Patientenpräferenz (Wünsche und Bedürfnisse des Erkrankten). Erst durch die Integration dieser drei Bereiche in einem konkreten Krankheitsfall wird eine evidenzbasierte Medizin realisiert.

Die seit einiger Zeit zu beobachtende Tendenz, die externe Evidenz zum entscheidenden Faktor in der EbM zu machen, wird von vielen Seiten kritisiert. Zwar stellen klinische Studien die gegenwärtig beste Möglichkeit dar, die Frage nach der Wirkung einer Therapie oder eines Medikaments zu klären, doch bleiben auch bei ihnen Unsicherheitsfaktoren, die es unmöglich machen, mit ihrer Hilfe eine absolute Gewissheit über Wirksamkeit oder Nicht-Wirksamkeit zu erlangen. Zudem scheinen gerade die klinischen Studien zu einer Achillesferse der evidenzbasierten Medizin zu werden. Studien werden heute in der Regel von Firmen aus der Pharmaindustrie finanziert, die ein direktes finanzielles Interesse an den Ergebnissen haben, was einer Manipulation Tür und Tor öffnet. Es wurde nachgewiesen, dass viele jener Studien, deren Ergebnis nicht die gewünschten Ergebnisse erbracht hatten, nie in die Öffentlichkeit gelangten. Inzwischen beschäftigt sich mit *TranspariMED* eine eigene Organisation mit diesem Thema. Sie spricht davon, dass es in der evidenzbasierten Medizin eine erhebliche Evidenzverzerrung gebe, die letztendlich für die Qualität der modernen Medizin verheerende Folgen haben könne.

Die aktuellen Daten von *TranspariMED* sind vor allem für Deutschland alarmierend. Trotz einer behördlichen Vorgabe wurden bei über 93 Prozent aller medizinischen Studien, die an deutschen Universitäten gemacht wurden, die Ergebnisse nicht veröffentlicht. Eigentlich besteht eine Verpflichtung, Studienergebnisse innerhalb von zwölf Monaten an die

EU-Datenbank für Medizinstudien weiterzuleiten und damit öffentlich zu machen. Das geschah nur in 6,7 Prozent der Fälle. Eine entsprechende Kontrolle im Jahr 2019 ergab, dass 445 Studien auch ein Jahr nach Abschluss nicht veröffentlicht wurden. Die Frage drängt sich auf: Warum? Hochwertige medizinische Studien sind sehr aufwändig und teuer. Sie haben die Aufgabe, der Medizin neue und sichere Erkenntnisse für die bestmögliche Therapie zu liefern. Was sind die Gründe dafür, dass man den Ärztinnen und Ärzten die Studienergebnisse für ihren klinischen Alltag vorenthält? Wer sich von der Modedesignerin ein teures Kleid anfertigen lässt, um es dann im Schrank zu verstecken, muss sehr gewichtige Gründe für ein solch widersprüchliches Verhalten haben ...

Die Kritiker der Alternativmedizin hatten von Anfang an ein gespaltenes Verhältnis zur evidenzbasierten Medizin. Einerseits sprachen sie sich für diese aus, weil sie ausschließlich solche Verfahren anwendet, die in hochwertigen Studien strengen (naturwissenschaftlich begründeten) Prüfungskriterien standhielten (was von alternativmedizinischen Verfahren in der Regel schwer erfüllt werden kann), andererseits sehen sie die EbM auch als latente Gefahr. Sollten aussagekräftige Studien doch irgendwann den Beleg erbringen, dass zum Beispiel homöopathische Globuli signifikant besser wirken als Placebos, dann hätten die Vertreter der Skeptikerbewegung ein großes Problem. Es bliebe ihnen nichts anderes übrig, als zähneknirschend zuzugeben, dass Homöopathie doch wirkt.

Dieser wunde Punkt führte in der Diskussion um die Homöopathie im Jahr 2012 schließlich zur Forderung nach Szientabilität, wonach die wissenschaftliche Plausibilität eines Verfahrens als alleiniges Kriterium für die Durchführung von klinischen Studien zu gelten habe: Was nicht plausibel ist, sollte auch nicht wissenschaftlich untersucht und geprüft werden. Diese Forderung wurde von Vertretern der Skeptikerbewegung auf die gesamte alternative und komplementäre Medizin übertragen. Studien zu diesen Verfahren zeigten zu oft falsch-positive Ergebnisse, weshalb man sich nicht auf sie verlassen könne, so ihre Meinung. Eine Haltung, die ziemlich widersprüchlich ist: Während man von der Alternativmedizin verlangt, endlich Studien zum Wirknachweis vorzulegen, werden solche abgelehnt, weil die Alternativmedizin nicht plausibel sei.

Seit einigen Jahren vertreten einige Skeptiker nun die Auffassung, die evidenzbasierte Medizin solle sich zur wissenschaftsbasierten Medizin weiterentwickeln. Für sie muss Medizin eine eindeutig naturwissenschaftliche Begründung haben. Der pragmatische Ansatz der evidenzbasierten Medizin solle zugunsten einer streng naturwissenschaftlichen Zentrierung aufgegeben werden. Damit knüpfen die Skeptiker an die Intention der Ärzte des 19. Jahrhunderts an, die Medizin zur Naturwissenschaft zu erklären. Damals scheiterte der Versuch an der Realität der therapeutischen Praxis. Diesmal könnten die Chancen besser stehen. Die Medizin hat sich in den letzten annähernd zweihundert Jahren enorm weiterentwickelt. Gerade in den vergangenen Jahrzehnten hat der technische Fortschritt besonders im medizinischen Bereich weitreichende neue Möglichkeiten eröffnet. Man denke nur an die Gentechnik und die neuen Wege, die die künstliche Intelligenz auch der Medizin ebnen kann. All dies war nur auf Grundlage naturwissenschaftlicher Erkenntnisse möglich. Die Medizin ist heute noch viel abhängiger von den Naturwissenschaften, als sie es Mitte des 19. Jahrhunderts war. Heute ist die Botschaft »Medizin ist Naturwissenschaft« weit einleuchtender als damals.

Die Erfolge der Naturwissenschaft werden mitunter als Beleg dafür gesehen, dass das ihr zugrundeliegende materialistisch-naturalistische Weltbild richtig ist, und man ist versucht, diesem einen Wahrheitsanspruch zuzugestehen. Das wiederum kann dazu führen, dieses Weltbild als einzig wahres gelten zu lassen und andere als Irrtum einzustufen. Im Bereich der Medizin hat dies dazu geführt, alternativen Ansätzen, welche auf Grundannahmen fußen, die mit der Naturwissenschaft nicht kompatibel sind, kritisch bis ablehnend gegenüberzustehen. Da allerdings die Alternativmedizin auch im 21. Jahrhundert ein nicht unwesentlicher Faktor im Gesundheitswesen ist, stellt sich unweigerlich die Frage, wie man mit dieser umgehen sollte. An ihr scheiden sich heute die Geister.

2. Konfrontation, Kooperation oder Integration?

Die Zeiten der einigermaßen friedlichen Koexistenz von Schulmedizin und Alternativmedizin scheinen vorbei zu sein. Ausgelöst durch die Kampagnen der Skeptikerbewegung, plädieren immer mehr Wissenschaftler und Mediziner dafür, dass sich die konventionelle Medizin eindeutig und scharf gegen die alternativen Anbieter abgrenzt. Dort, wo sie schon (oder noch) als Teil der Medizin wahrgenommen werden, sollten sie entsprechend ausgegrenzt werden. Dieser Konfrontationskurs findet durch seine starke mediale Präsenz immer mehr Anhänger, und es scheint, als könnte dies über kurz oder lang auch politische Reaktionen auslösen, die zu einem Zurückdrängen der Alternativmedizin führen werden. In den Parteien wird inzwischen offen über den Umgang mit alternativen Heilmethoden diskutiert. Auch wenn dort die Forderungen nach einer Ausgrenzung bisher noch nicht konsensfähig sind, könnte sich das in den nächsten Jahren ändern. Doch es gibt auch andere Stimmen, die einen konstruktiven Umgang mit den außerhalb der Schulmedizin stehenden Verfahren fordern. Hierbei gibt es zwei Ansätze: einen komplementären und einen integrativen. Beiden liegt ein pragmatischer Medizinbegriff zugrunde.

In der Medizin beschreibt der Begriff »komplementär« verschiedene Verfahren, die der Schulmedizin als Ergänzung dienen. Akupunktur, Homöopathie oder Osteopathie werden hier nicht als Ersatz, sondern ergänzend zur Schulmedizin angewandt. Wenn bei einem Krebskranken neben der onkologischen Basistherapie Akupunkturbehandlungen gegeben werden, um die Schmerzen zu lindern, so ist die Akupunktur in diesem Fall ein komplementärmedizinisches Verfahren. Allein schon die Tatsache, dass man die Schulmedizin (zumindest in gewissen Bereichen) als ergänzungsbedürftig ansieht, weist auf bestimmte therapeutische Lücken hin, die sich im konkreten klinischen Alltag immer wieder zeigen. Auch der Schulmedizin ist nicht alles möglich. Misserfolge gehören zum medizinischen Alltag, und selbst Therapien mit höchster Evidenz können im konkreten Einzelfall versagen. Um die betroffenen Patienten nicht mit einem »Damit müssen Sie halt leben« abspeisen zu müssen, stehen nicht wenige Ärztinnen und Ärzte in solchen Situationen Verfahren der Alternativmedizin offen gegenüber, selbst dann, wenn sie nicht von deren Wirksamkeit überzeugt sind. Manchen helfen diese tatsächlich, manchen überhaupt nicht. Ob sie anschlagen oder nicht, kann niemand wissen, bevor er sie angewendet hat. Nach dem Motto »Einen Versuch ist es wert« wird wohl jeder Erkrankte dankbar für einen neuen Behandlungsansatz sein.

Komplementärmedizin eignet sich allerdings nicht nur für Situationen, in denen die Schulmedizin nichts mehr anzubieten hat. Sie ist ein Konzept, das in zahlreichen Krankheitssituationen sinnvoll sein kann. Eine solche Begleitung durch eine »sanfte Medizin« wird von den allermeisten Menschen auch gewünscht, auch wenn wissenschaftlich nicht zweifelsfrei feststellbar sein wird, welchen Anteil diese Verfahren am Genesungsprozess tatsächlich haben. Hier nehmen im klinischen Alltag Beobachtung und Erfahrung einen höheren Stellenwert ein als eine vermeintliche Gewissheit über kausale Zusammenhänge. Auch wenn das aus wissenschaftlicher Sicht eine Umkehrung der Evidenz-Hierarchie bedeutet, ist es pragmatisch durchaus sinnvoll, wird doch auf die Methoden der konventionellen Medizin nicht verzichtet. Es geht eindeutig um ein Miteinander und nicht um ein Entweder-Oder.

Immer häufiger stößt man heute auf den Begriff »Integrative Medizin«, wenn es um die Anwendung »sanfter Heilweisen« geht. Hier geht es um das Gegenteil dessen, was die Gegner der Alternativmedizin anstreben: Die unkonventionellen Heilverfahren sollen in die Medizin integriert werden. Die Verbindungen zur komplementären Medizin sind eng, denn auch in einer Integrativen Medizin werden Methoden der Alternativmedizin mit jenen der Schulmedizin kombiniert. Häufig werden die Begriffe »komplementär« und »integrativ« synonym verwendet. Doch das ist nicht ganz korrekt. Der Unterschied der beiden Ansätze besteht darin, dass bei der komplementären Medizin die verschiedenen medizinischen Systeme nebeneinander existieren, aber im klinischen Alltag kombiniert angewendet werden. Die Integrative Medizin strebt eine Integration der unkonventionellen Methoden in die wissenschaftlich anerkannte Medizin an. Die Schulmedizin soll also durch Methoden aus der »sanften Medizin« ergänzt werden. Dieses Anliegen dürfte aus Sicht der Alternativmedizin auf den ersten Blick sicher unterstützenswert sein. Bei näherer Betrachtung zeigen sich jedoch nicht unerhebliche Schwierigkeiten.

Das genaue Verhältnis von Schul- und Alternativmedizin ist bei der Integrativen Medizin ziemlich unscharf. Manche Vertreter dieser Richtung stehen den alternativen Verfahren sehr offen gegenüber und möchten sie möglichst vorbehaltlos in Kombination mit konventionellen Methoden angewendet sehen. Andere setzen sich für eine strenge Grenzziehung ein und wollen nur solche Verfahren akzeptieren, die mit der wissenschaftlichen Medizin nicht in Konflikt stehen. Das führt allerdings zum Ausschluss der meisten alternativen Heilmethoden. Letztere Gruppe scheint sich in der Integrativen Medizin immer mehr durchzusetzen.

2019 wurde bekannt, dass an der Universität Tübingen ein Lehrstuhl für Naturheilkunde und Integrative Medizin geschaffen werden soll. Die Einrichtung mit einer entsprechenden Professur basiert auf dem Koalitionsvertrag der grün-schwarzen Landesregierung von Baden-Württemberg. Erforscht werden sollen komplementärmedizinische Verfahren hauptsächlich in der Behandlung von chronischen Schmerzerkrankungen, Krebserkrankungen und chronischen Entzündungen. Die Reaktionen aus dem Kreis der Skeptikerbewegung kamen prompt. Man sprach von einer akademischen Adelung von Humbug und Scharlatanerie und von einer skandalösen »Globuli-Professur«. Die Antwort auf die harsche Kritik folgte ebenso schnell: Man stehe voll und ganz zur wissenschaftlichen Medizin und wolle nur das erforschen, was auf den Grundlagen der Wissenschaften beruhe, so der Grundtenor der Verantwortlichen der Universität. »Ideologien und alles, was nichts mit Wissenschaft zu tun hat, sortieren wir aus«, bemühte sich der Dekan der Medizinischen Fakultät klarzustellen. Und der Leiter der verantwortlichen Stabsstelle fügte sogleich hinzu: »Homöopathie soll nicht Teil des Arbeitsprogrammes sein.« Alternativmedizin soll also nur erforscht werden, wenn ihre Verfahren nicht der Schulmedizin widersprechen.

Damit Heilverfahren aus dem außerschulischen Bereich in die konventionelle Medizin integriert werden können, müssen sie sich dieser anpassen. Mit anderen Worten: Sie müssen sich den Regeln und Gesetzen der Schulmedizin unterwerfen. Das heißt aus praktischer Sicht, dass sie eine eindeutige Evidenz haben müssen und ihre Wirksamkeit nachweisbar sein muss. Außerdem müssen sie ins herrschende Denkmodell der Schulmedizin passen. Da dieses naturwissenschaftlich und damit materialistisch-mechanistisch ist, dürfen sie dessen Grundannahmen nicht widersprechen. Werden diese beiden Forderungen als Grundbedingungen für eine Integration aufgestellt, dürfte ein Großteil der als alternativmedizinische Heilverfahren geltenden Methoden in diesem Filter hängen bleiben.

Nach der Kritik am Lehrstuhl für Naturheilkunde und Integrative Medizin in Tübingen plädieren inzwischen immer mehr führende Vertreter der Integrativen Medizin, sich von »obskuren« und »unseriösen« Angeboten aus dem Bereich der Alternativmedizin klar zu distanzieren. Hierzu zählen sie explizit auch die Homöopathie. Bei genauerer Betrachtung kommt eine Integrative Medizin den Forderungen aus den Reihen der Skeptiker entgegen, indem sie die Alternativmedizin konsequent bereinigt und das Wenige, was übrig bleibt, der Schulmedizin zuordnet. Damit hat sich die Schulmedizin einen alternativmedizinischen Anstrich gegeben, bleibt aber in ihrem Welt- und Menschenbild dem Maschinenmodell aus dem 17. Jahrhundert verhaftet. Hier wird der Unterschied zur Komplementärmedizin deutlich. Bei dieser kommt es nicht zur Eingliederung in *die eine Medizin*, sondern das Nebeneinander der Systeme bleibt bestehen. So bleibt zum Beispiel die Traditionelle chinesische Medizin ein eigenständiges Medizinsystem und wird nicht Teil der Schulmedizin, indem sie ihre eigene Vorstellungswelt von Gesundheit und Krankheit ans naturwissenschaftliche Weltbild anpasst oder es gar ganz aufgibt. Einen solchen Versuch der Integration durch Eingliederung und Unterordnung in die Schulmedizin hat es schon einmal gegeben: bei der Homöopathie. Zu Beginn des 20. Jahrhunderts entwickelte sich eine naturwissenschaftlich-kritische Richtung innerhalb der Homöopathie, die das Heilverfahren nur noch auf Basis wissenschaftlich gesicherter Erkenntnisse anwenden wollte. Bis in die 1950er Jahre hinein war diese Strömung vor allem in Deutschland weit verbreitet. Doch sie scheiterte kläglich. Gegen die neu aufkommende Rückbesinnung auf die »klassische« Homöopathie und die Lehren Hahnemanns konnte sie sich nicht halten.

Ohne Zweifel: Nicht wenige Vertreter der Integrativen Medizin verfolgen dieselben Ziele wie die Skeptiker, auch wenn ihnen das gar nicht bewusst ist: Es gibt nur *eine* Medizin, und die baut auf wissenschaftlichen Grundlagen auf. Wenn alternativmedizinische Methoden die harten Kriterien, die die Schulmedizin vorschreibt, erfüllen, wird ihnen das Tor geöffnet. Dann sind sie Teil dieser Medizin, andernfalls wird ihnen gar nicht zugestanden, überhaupt Medizin zu sein. Für die Skeptiker gibt es nur eine einzige Medizin, und das ist »die richtige«, weil wirksame Medizin, die man gemeinhin Schulmedizin nennt. Und die soll ausschließlich auf dem Fundament der Naturwissenschaft existieren. Ihre Vision einer solchen rein rationalistischen und alternativlosen Medizin haben sie inzwischen klar formuliert.

3. Alternativloses Heilen –
Das Medizinmodell der Skeptiker

Die zentrale Grundaussage der Kritiker von Globuli & Co. ist, dass die Medizin eindeutig und ausschließlich auf einer vernünftigen, sprich rationalen Basis stehen müsse. Die Grundlagen hierfür lieferten Fakten (also unbestreitbare Tatsachen), die von der Naturwissenschaft erbracht werden, und klinische Studien, die ein klares Urteil über Wirksamkeit oder Unwirksamkeit einer Methode erbringen würden. Eine Alternative zu einer solchen Medizin könne es gar nicht geben. Schließlich gebe es auch keine Alternativphysik oder Alternativchemie. Wie es mit der Unbestreitbarkeit der Fakten zur Alternativmedizin und der Aussagekraft klinischer Studien bestellt ist, wurde schon ausführlich beschrieben und festgestellt: Das Argumentationsgebäude der Skeptiker ist zwar grundsätzlich nicht falsch, hat aber entscheidende Schwachpunkte und Denkfehler. Diese führen zu Schlüssen, die in eine Richtung führen, die die Medizin keineswegs besser macht – im Gegenteil.

Der Philosoph und Arzt Wolfgang Wieland nannte solche falschen Schlussfolgerungen »Pseudoexaktheit«. Nach seinem Verständnis arbeitet man in der Medizin (wohl oder übel) nicht mit Wahrheiten, sondern mit Wahrscheinlichkeiten, die so gut wie immer auf statistischen Erhebungen beruhen. Das Dilemma der Medizin zeige sich darin, dass man aus statistischem Wissen niemals Schlüsse auf einen konkreten Einzelfall ziehen könne, sich die Ärzte in ihrem Alltag aber genau dazu gezwungen sähen. Ärzte hätten kein »natürliches Organ«, das ihnen sage, wie man mit den Unzulänglichkeiten statistischen Wissens und mit Wahrscheinlichkeiten umgehen könne. Dies nun bringe die Gefahr mit sich, das beschriebene Dilemma auszublenden und das statistische Wissen, das ein Kollektiv betrifft, auf den individuellen Krankheitsfall zu übertragen, nach dem Motto: Klinische Studien haben keine spezifische

Wirksamkeit ergeben, deshalb ist es keine wirksame Therapie. Das ist es, was Wieland dann die »Pseudoexaktheit« nennt. Daraus ergibt sich das Missverständnis, man könne mittels statistischen Wissens festlegen, was wirkt. Die entscheidende Wirkung zeigt sich in der Medizin am einzelnen kranken Menschen, nicht aber in statistischen Auswertungen von klinischen Studien – so wichtig sie selbstverständlich auch sind.

Die Ex-Homöopathin und Leiterin des *Informationsnetzwerks Homöopathie* Natalie Grams hat sich die Mühe gemacht, bekannte Methoden der sogenannten »sanften Medizin« unter streng rationalen Gesichtspunkten zu begutachten. Das Ergebnis war (was kaum verwundert) niederschmetternd. Ob Homöopathie, Anthroposophische Medizin oder Osteopathie, alle fielen glatt durch. Natalie Grams' Urteil lautete meist einheitlich: Die Verfahren widersprächen den Naturgesetzen und hätten keine Evidenz. Einzig die Phytotherapie, die Anwendung von Heilpflanzen, könne in bestimmten Fällen akzeptiert werden, soweit ausreichend wirksame Inhaltsstoffe und Wirksamkeitsnachweise vorhanden wären. Auch Meditation und Yoga könnten von einer rationalen Medizin mit Abstrichen akzeptiert werden, aber auch nur dann, wenn die Methoden von ihrem »ideologisch-esoterischen Überbau« konsequent befreit würden. Allerdings dienten diese Verfahren eher dazu, das Wohlgefühl von Patienten zu verbessern, und könnten nicht den Anspruch erheben, therapeutische Heilverfahren zu sein. Grams' Resümee ist dann auch eindeutig und unmissverständlich: Die alternativen Heilverfahren seien eigentlich gar keine Heilverfahren, und was nicht Medizin ist, könne auch nicht den Anspruch erheben, Teil der Medizin zu sein. Neben einer auf Naturwissenschaft und nachgewiesener Wirksamkeit beruhenden Medizin dürfe es keine »Pseudomedizin« geben.

Die Skeptiker um Grams wollen jedoch dem Anschein entgegentreten, sie würden den Menschen etwas Liebgewonnenes und für sie Hilfreiches wegnehmen. Sie sehen es als wichtigstes Ziel, den Menschen »die Augen zu öffnen« und sie davon zu überzeugen, dass sie eigentlich ihre Gesundheit aufs

Spiel setzen, wenn sie sich alternativen Heilangeboten zuwenden, und dass das oft gehörte »Aber es hat mir doch geholfen« nichts weiter als eine Selbsttäuschung sei, die gefährliche Folgen nach sich ziehen könne. Man wolle, so das Credo, nicht nur etwas Sinnloses aus der Medizin entfernen, sondern diese auch besser, sicherer und wirksamer machen. Eine auf Vernunft und Wissen basierende Medizin sei ein Fortschritt, der letztlich den Patienten zugutekomme. Das sind zunächst einmal hehre Ziele. Wer will nicht, dass sich die Medizin verbessert? Auch Alternativ- und Komplementärmediziner wollen nichts anderes, vertreten aber die gegenteilige Ansicht: Gerade durch die Erweiterung des medizinischen Angebots aus dem Bereich alternativer Methoden könne die Medizin besser und umfassender wirken. Und zur Untermauerung dieser These können sie auch jede Menge Studien vorlegen (die die Gegenseite allerdings konsequent ablehnt). Womit die Diskussion sich wieder ergebnislos im Kreise dreht.

Was ist nun eigentlich das Medizinmodell, das den Skeptikern vorschwebt? Erschöpft es sich im Ausgrenzen von Methoden, die von der Wissenschaft nicht akzeptiert werden? Das ist zwar das zentrale Anliegen, es wäre aber zu kurz gedacht, zu glauben, eine globulifreie Medizin sei ihr alleiniges Ziel. Die angestrebte rationalistische Medizin hat gewisse Konturen, auch wenn sie sehr unscharf sind. Aufhorchen lässt die These, man könne von der Homöopathie lernen. Diese müsse ja irgendetwas richtig machen, wenn so viele Menschen auf sie schwören. Dass damit nicht die Verschreibung von Zuckerkügelchen gemeint ist, dürfte nachvollziehbar sein. Was die Gegner an der Homöopathie durchaus schätzen, ist ihr Setting, also das große Drumherum mit dem gekonnten Einsatz des Faktors Zeit. In der homöopathischen Sprechstunde sitzt man mitunter ein, zwei Stunden und wird von der Therapeutin oder dem Therapeuten in Ruhe und sehr detailliert zu seinen Beschwerden befragt. Das schaffe Vertrauen und bereite den Boden für das, was letztlich zur Wirkung käme: der Placeboeffekt. Dass die moderne Medizin hier einen großen Nachholbedarf hat, sei unstrittig, so die Skeptiker. Daher müsse auch eine künftige rationalistische Medizin eine »sprechende« sein. Würde das konsequent umgesetzt, würde kein einziger Patient die Alternativmedizin vermissen, so Natalie Grams. Man verliere nichts, gewinne aber viel.

Das mit der Zeit ist in der Medizin so eine Sache. Je mehr sich die Medizin durch den wissenschaftlichen Fortschritt weiterentwickelte, desto schwieriger wurde es, für den einzelnen Patienten *Zeit zu haben*. Die meiste Zeit, die die moderne Medizin für uns Kranke bereithält, ist Wartezeit: Warten auf einen Termin, darauf, ins Sprechzimmer gerufen zu werden oder indem man uns langwierigen Untersuchungsprozeduren in hochtechnisierten Apparaten aussetzt. Die kürzeste Zeitspanne, die einem der medizinische Betrieb zubilligt, ist meist das Arztgespräch. Dieses Manko sehen auch die Skeptiker, und sie wollen daran grundlegend etwas ändern. Nur, mit dem Problem haben die zuständigen Gesundheitspolitiker seit Jahrzehnten zu kämpfen – und niemandem ist bisher eine Lösung dafür eingefallen. Im Gegenteil. Man muss feststellen, dass der Zeitmangel immer größer wird, und es hilft wenig, die Lösung in einer besseren Honorierung des Arztgesprächs zu suchen. Wenn man das aus Sicht der Kritiker Positive an der Homöopathie in die angestrebte rationalistische Medizin hinüberretten möchte, müsste man jedem Arzt die Möglichkeit schaffen, für jede Erstanamnese ebenfalls ein bis zwei Stunden einzusetzen. Wie das geschafft werden kann, steht auch bei den Skeptikern in den Sternen.

Eine technologisch hochentwickelte Medizin, in der jedem Patienten sehr viel Zeit für das persönliche Arztgespräch gewährt wird: das ist sozusagen der erste grobe Pinselstrich, mit dem die Skeptiker ihr rationalistisches Medizinmodell zeichnen. Ein gewisses Fragezeichen muss man hier allerdings setzen: es wird davon ausgegangen, dass das, was die Alternativmedizin zweifellos leistet (und sei es nur über den Placeboeffekt), allein durch mehr Zeitaufwand im Sprechzimmer der Schulmediziner ebenfalls erreicht werden kann. Das ist eine bloße Vermutung, die durch keine Fakten belegt ist. In der Medizin ist Zeit viel wert. Ob sie ebenso viel leisten kann, wie alle alternativmedizinischen Heilverfahren zusammen, hat noch niemand untersucht – was der Auffassung der Skeptiker von einer faktenbasierten Medizin eigentlich widerspricht. Hier haben sie jedoch nichts dagegen, dieser Aussage ohne statistische Grundlage einfach zu glauben.

Mehr Zeit für die Patienten zu haben, ist als Forderung ziemlich unverfänglich, wird hier doch kaum jemand Einwand erheben. In ihr zeigt sich auch nichts typisch »Rationalistisches«, was man von einer solchen Medizin dezidiert erwarten würde. In diese Richtung etwas konkreter sind die Vorstellungen der Skeptiker vom Gesundheitswesen allgemein und von dem, was von Ärzten und Patienten zu erwarten ist. Allseits bekannt ist die Forderung, dass Heilmethoden, die keine zweifelsfreie Evidenz nachweisen können, nicht mehr Teil des öffentlichen Gesundheitswesens sein dürften. Damit meinen die Skeptiker in erster Linie die Methoden der Alternativmedizin. Wie mit den schätzungsweise achtzig Prozent der Heilverfahren und Arzneimittel der konventionellen Medizin verfahren werden soll, die ihre Wirksamkeit auch nicht eindeutig und zweifelsfrei belegen können, wird nicht thematisiert. Um es an zwei Beispielen konkret zu machen: Wie soll mit der großen Arzneimittelgruppe der Antidepressiva umgegangen werden, die in einer aktuellen großen Metaanalyse (über fünfhundert Studien mit fast 120 000 Patienten) nur minimal besser abschnitten als Placebos, also keine zweifelsfreie und eindeutige Evidenz nachweisen konnten? Wie wird sich eine rationalistische Medizin gegenüber anerkannten Methoden der Psychotherapie verhalten, die vergleichbare Schwierigkeiten haben, ihre Wirksamkeit mittels hochwertiger klinischer Studien zu belegen, wie die Alternativmedizin? Wird hier auch gelten: Was keine Wirkung belegen kann, hat in der Medizin nichts verloren? Hier beginnen die argumentativen Konturen dann doch zu verwischen. Klarer werden sie wieder, wenn es ums Thema Geld geht.

Dass Methoden der Alternativmedizin von nicht wenigen Krankenkassen über sogenannte Satzungsleistungen (zumindest teilweise) erstattet werden, stößt den Kritikern besonders stark auf – zumal solche Verfahren eigentlich per Gesetz von der Erstattung ausgenommen sind. Dieses Schlupfloch müsse als Erstes gestopft werden, so die Skeptiker. Hier mahnen sie den Gesetzgeber, die Vorgaben des Sozialgesetzbuches konsequent umzusetzen, in dem es heißt, dass die medizinische Versorgung »notwendig, wirtschaftlich und zweckmäßig« zu sein habe. Keine dieser drei Bedingungen sehen sie bei der Alternativmedizin erfüllt. Zwar sind die Kosten für übernommene alternativmedizinische Behandlungen und Medikamente sehr gering (Satzungsleistungen machen insgesamt gerade einmal 0,1 Prozent der Gesamtkosten der gesetzlichen Krankenversicherung aus, bei Homöopathie liegen sie gerade einmal bei 0,03 Prozent), doch fehle dieses Geld laut den Skeptikern an anderen wichtigen Stellen, wo es weit besser angelegt wäre. In der Medizin müsse künftig eine strenge Verpflichtung zu Notwendigkeit, Wirtschaftlichkeit und Zweckmäßigkeit gelten. Diese Grundsätze sollen dann auch die rationalistische Medizin prägen. Problematisch wird dieses Argument dadurch, dass gerade die Beschränkung auf das Notwendige, Wirtschaftliche und Zweckmäßige von vielen Medizinern heute heftig kritisiert wird. Eine optimale Versorgung sei so längst nicht mehr zu gewährleisten. Um die bestmögliche Medizin geboten zu bekommen, müssten immer mehr Menschen sich zusätzlich privat versichern. Genau das soll nach Ansicht der Kritiker der Alternativmedizin schnellstmöglich ausgebaut werden: Krankenkassen sollen ein »Baukastensystem« privater Zusatzversicherungen anbieten, bei dem jeder Versicherte auswählen kann, was ihm zusagt – und es aus eigener Tasche bezahlt. Krankenkassen sollten das Geld ihrer Versicherten ausschließlich für eine rationalistisch ausgerichtete Regelversorgung ausgeben dürfen. Es wird klar: Eine rationalistische Medizin wird eine Zwei-Klassen-Medizin sein, in der denen, die es sich leisten können, mehr Leistungen geboten werden.

Wenn gewünscht, auch so »obskure« Methoden wie Bioresonanztherapie, Ayurveda oder Kinesiologie – obwohl sie laut Definition der Skeptiker ja gar nicht Bestandteil der Medizin sind. Das aber wäre nicht folgerichtig. Was nicht Teil der Medizin ist, dürfte schwerlich von einer privaten Krankenversicherung abgedeckt werden können. Sogenannter »Humbug« würde nur in die private Krankenversicherung verschoben. Konsequenterweise müsste man den Versicherern eine solche Erstattung komplett untersagen. Da die Skeptiker aber immer wieder betonen, dass es nicht ihr Ziel sei, Alternativmedizin zu verbieten, sondern sie lediglich aus dem Bereich der Medizin auszuschließen, bekommt das Bild der erstrebten rationalistischen Medizin doch wieder verschwommene Konturen.

Da der Arztberuf in der Medizin eine zentrale Rolle einnimmt, stellen Skeptiker an diesen besondere Forderungen, zum einen in der Ausbildung, zum anderen in der praktischen Tätigkeit. Sie sehen im Medizinstudium gewisse Problembereiche, die einer Weiterentwicklung hin zur rationalistischen Medizin im Wege stehen. Noch immer stelle die Universität ein Einfallstor für verkappten esoterischen Unsinn dar, vor allem im Medizinstudium. Ausbildungen in alternativ- und komplementärmedizinischen Verfahren sollten hier grundsätzlich nicht mehr angeboten werden. Angehenden Medizinern würde damit nur suggeriert, es gelte als allgemein anerkannt, dass es neben der offiziellen, wissenschaftlichen Medizin noch eine zweite jenseits wissenschaftlicher Grundlagen gebe. Das müsse auch auf Weiterbildungen für Ärzte übertragen werden. Ärztinnen und Ärzte sollten darauf verpflichtet werden, ihren Patienten nur jene Heilmethoden zu empfehlen, für die es vernünftige Gründe, also rationale, überprüfbare und wissenschaftlich nachvollziehbare Argumente gebe.

Schließlich bedeute eine rationalistische Medizin für die Patienten einen Zugewinn an Sicherheit, da in ihr eindeutig Unwirksames eliminiert worden sei und nur das zur Anwendung komme, was sicher wirksam ist. Davon sei man heute noch weit entfernt, doch liege es auch am Verhalten der

Patienten, wie schnell und wie umfassend sich die Medizin in diese Richtung weiterentwickle, so die Skeptiker. Daher müssten die Patienten dazu bereit sein, ihre Einstellung der Medizin gegenüber zu überdenken. Der häufig anzutreffende Trugschluss »sanft ist immer auch gut« müsse als solcher erkannt werden. Daraus sollte eine Skepsis gegenüber Angeboten aus dem Bereich alternativmedizinischer Verfahren erwachsen, verbunden mit mehr Vertrauen in die wissenschaftliche Medizin und ihre Vertreter. Erst wenn der Wunsch der Patienten nach einer solchen, konsequent auf Wissenschaft und Vernunft basierenden Medizin in der Gesellschaft breit genug entwickelt sei, wäre der Weg für sie frei.

So weit das Bild, das in Skeptikerkreisen rund um das *Informationsnetzwerk Homöopathie* von der angestrebten »alternativlosen Medizin« auf rationaler Grundlage gezeichnet wird. Dass damit die großen Probleme der Medizin überwunden werden können wie zum Beispiel Antibiotikaresistenzen, negative Therapiefolgen, »Übertherapie« (unnötige Behandlungen) oder der prognostizierte rasante Anstieg chronischer Erkrankungen etc., kann zumindest angezweifelt werden, da im vorgestellten Rahmen dieser Medizin spezifische Maßnahmen in diese Richtung nicht zu erkennen sind. Eines aber zeigt sich deutlich (und es ist explizit so gewünscht): Die therapeutische Vielfalt und der medizinische Pluralismus, welche die Medizin über lange Zeit geprägt haben, werden der Vergangenheit angehören. Damit wird aber auch die Therapiefreiheit abgeschafft, die es allen Vertretern des ärztlichen Standes ermöglicht, frei und selbstbestimmt darüber zu entscheiden, welche Form der Heilkunde sie ausüben und den Patienten anbieten möchten. Während allgemein die Bestrebungen dahin gehen, die Vielfalt verschiedener Richtungen als Reichtum zu bewahren oder erst neu zu entdecken, soll nach Meinung der Skeptiker in der Medizin genau der entgegengesetzte Weg eingeschlagen werden: hin zu einer Einheitsmedizin, die nur noch einen streng rationalen Rahmen akzeptiert – eine therapeutische Monokultur, die vorgibt, die ultimativen Lösungen für die medizinischen Probleme unserer Zeit und die der Zukunft zu haben.

Es gibt aber einen Aspekt, der für eine sachliche Bewertung der propagierten alternativlosen Einheitsmedizin noch wichtiger ist als die soeben beschriebenen: Es ist die Ehrlichkeit. Die Protagonisten einer rationalistischen Wende in der Medizin sprechen davon, dass die Medizin damit wieder ehrlicher werde, und man sich als Patient auf sie verlassen und ihr vertrauen könne. Im Grunde genommen ist es schade, dass das Medizinmodell der Skeptiker gerade in diesem Punkt eine der größten Schwachstellen aufweist. Denn mit dem Thema Ehrlichkeit wird auch die Ethik in der Medizin tangiert. Es ist sicher davon auszugehen, dass es gerade die Skeptiker rund um Natalie Grams und das *Informationsnetzwerk Homöopathie* mit der angesprochenen Ehrlichkeit auch »ehrlich meinen«. Sie sind sich gewiss sicher, die Ehrlichkeit auf ihrer Seite zu haben. Es in diesem Sinne ehrlich zu meinen, kann und darf ihnen niemand absprechen. Es ehrlich zu *meinen* und den Tatsachen gegenüber auch ehrlich zu *sein*, sind jedoch zwei Paar Stiefel. Es ist anzunehmen, dass die Skeptiker mit Ehrlichkeit meinen, über den wahren Inhalt einer Sache (hier die Alternativmedizin) aufzuklären. Das setzt voraus, dass sie auch im Besitz der Wahrheit darüber sind. Wären sie es nicht, könnten sie ja nicht ehrlich sein. Dazu müssten die vorgebrachten Argumente und Schlussfolgerungen überprüfbar wahr, zuverlässig und unbestreitbar sein. Dass aber genau dies mit nicht unerheblichen Problemen einhergeht, wurde hier schon aus verschiedener Perspektive dargelegt. Man muss hierbei gar nicht das große Wort »Lüge« in den Mund nehmen. Eine solche soll und kann hier niemandem vorgeworfen werden. Vielleicht werden lediglich aus der Fülle aller zur Verfügung stehenden Erkenntnisse selektiv nur jene verwertet, die das vorgegebene Bild, das man von einer Sache hat, bestätigen. Damit wären die Skeptiker gewiss nicht allein. So gehen wir Menschen häufig mit Tatsachen um und konstruieren uns auf diese Weise unsere Wirklichkeit. Und selbstverständlich ist man auch auf

Seiten der »Alternativen« gewiss nicht gefeit, in ebensolcher Weise ein auf Hochglanz poliertes Bild der »sanften Medizin« zu zeichnen.

Ehrlich im Sinne von unbestritten wahr sind manche der Argumente der Skeptiker gegen die Alternativmedizin gewiss nicht. Zumindest gibt es an diesen berechtigte Zweifel, was hier auch ausführlich begründet wurde. Wenn dem so ist, sollte man aber auch nicht den Begriff Ehrlichkeit bemühen, suggeriert er eben dies: zu einem bestimmten Thema die nachweislich wahre Sicht zu besitzen. Nun ist es eine Sache, ehrlich bezüglich der Alternativmedizin zu argumentieren, und eine andere, mit seinen Anliegen die Medizin an sich ehrlicher zu machen. Es wird eindeutig davon gesprochen, dass eine auf Vernunft und Rationalität begründete Medizin eine ehrlichere Medizin wäre, als eine solche, in der es von jeder Menge selbsternannter Alternativen wimmelt. Natürlich ist klar, was aus Sicht der Skeptiker damit gemeint ist: Die Ehrlichkeit, zu gewährleisten, dass eine solche Medizin nur solche Verfahren anwendet, die auch eine eindeutige Wirksamkeit nachweisen können. Ehrlicher werde die Medizin also dadurch, dass man kranken Menschen nicht vorgaukle, Unwirksames könne ihnen helfen. In der rationalistischen Einheitsmedizin gibt es nichts Nicht-wirksames. Das ist das Wesen der Ehrlichkeit dieser Medizin. Um in der Ehrlichkeit aber konsequent zu sein, muss man sie auf alle Aspekte beziehen und nicht nur auf einen Teilbereich. Würde man dies tun, dann müsste man auch dahingehend ehrlich sein, zuzugeben, dass die alternativlose und rein rationale Medizin ihre zweifellos vorhandenen Wirksamkeitslücken nicht füllen kann. Bekommt eine Patientin bei einer Erkrankung die allen Leitlinien entsprechende, sprich bestmögliche Therapie und reagiert dennoch nicht darauf, dann gibt es in dieser Medizin nur die Möglichkeit, es mit Therapien zu versuchen, die wissenschaftlich weniger gut abgesichert sind. Bei den nicht wenigen Fällen, die aber jeder Therapie trotzen, oder für die es keine wissenschaftlich abgesicherte Behandlung gibt, wird es schwierig werden, in diesem System den medizinischen Heilauftrag erfüllen zu können. Kurz: Wer nicht innerhalb des akzeptierten Systems dieser Medizin gesund werden kann, wird von ihr keine weitere Hilfe erwarten können, da darüber hinausgehende Alternativen nicht existieren. Zur Ehrlichkeit gehört es dazu, auch diesen Aspekt klar zu benennen und die Patienten darüber aufzuklären.

Aber hier gilt es (weil es auch zur Ehrlichkeit gehört), den eigenen Überzeugungen gegenüber gleichfalls wachsam zu sein, und nicht in ein ähnliches Schwarz-Weiß-Denken abzugleiten, das man dem Gegenüber gerne vorwirft. Eine rein auf Vernunft und Wissenschaft aufbauende Medizin, die alles ausschließt, was diesen Voraussetzungen nicht entspricht, wird damit nicht automatisch schon zur kalten, rein von Technik und Apparaten dominierten Medizin, die nur das rein Materielle und Maschinelle am Menschen interessiert. Auch wird die Medizin nicht seelenlos, nur weil ihre Protagonisten die Seele als bloßes Produkt von Nervenzellen im Gehirn betrachten, als »Urin des Gehirns«, wie es in Skeptikerkreisen oft scherzhaft zu hören ist. Zur ganzen Wahrheit gehört, dass die Vertreter eines streng rationalistischen Konzeptes durchaus das Menschliche in der Medizin fördern wollen. Wie wir schon gesehen haben, fordern sie viel mehr Zeit für eine sprechende Medizin. Sie setzen sich dafür ein, in der ärztlichen Ausbildung auch speziell die Empathiefähigkeit der angehenden Medizinerinnen und Mediziner zu fördern. Die »menschlichen Schwächen« der heutigen Medizin werden also klar erkannt und eine Verbesserung in diesen Bereichen unmissverständlich angemahnt. Die Frage ist nur, ob dies alles kompensieren kann, was durch die Ausgrenzung alternativmedizinischer Heilverfahren verloren geht. Skeptiker sind davon überzeugt. Wir hatten es aus dem Mund von Natalie Grams ja schon gehört: Hätte man mehr Zeit für die Kranken und wäre die Patientenführung in erster Linie an der Empathie ausgerichtet, würde niemand etwas vermissen, gäbe es keine Alternativmedizin mehr. Eine Vermutung, der gegenüber man durchaus skeptisch sein darf, auch wenn sie aus dem Kreis der Skeptiker kommt.

4. Forderungen und Folgen

Sicher: Der Weg zur rationalistischen Medizin, aus der alle alternativen und komplementären Heilverfahren verbannt wurden, scheint noch weit zu sein. Doch es hat den Anschein, dass die ersten Steine auf diesem Weg beseitigt werden: Universitäten haben Ausbildungsangebote für Homöopathie und Komplementärmedizin gestrichen, erste Landesärztekammern verabschieden sich von der Weiterbildung zur Zusatzbezeichnung Homöopathie, und in der Politik wird ernsthaft darüber diskutiert, den gesetzlichen Krankenkassen zu verbieten, Homöopathie weiterhin als Satzungsleistung zu erstatten. Doch es trifft nicht nur die Globulimedizin. Auch anderen unkonventionellen Heilverfahren weht inzwischen ein heftiger Wind ins Gesicht. Die Angriffe auf die Anthroposophische Medizin, die Osteopathie und die Cranio-Sacral-Therapie sind inzwischen deutlich intensiver geworden, und dem Heilpraktikerberuf droht eine grundlegende Änderung seiner gesetzlichen Grundlagen mit gravierenden Einschränkungen in Zulassung und Berufsausübung. Doch noch ist das Ansehen der »sanften Medizin« in der Bevölkerung hoch. Allzu gravierende Eingriffe auf politischer Ebene dürften daher kurzfristig nicht zu erwarten sein. Jedoch kann sich das rasch ändern, wenn dieses Ansehen bröckelt. Aus Kreisen des *Informationsnetzwerks Homöopathie* gibt es Stimmen, die öffentlich dazu auffordern, die soziale Reputation der Homöopathie zu zerschlagen. Nach dessen Leiterin sei es das erklärte Ziel, das Bild der Homöopathie in der Gesellschaft nachhaltig zu verändern – und nicht nur der Homöopathie. Dazu wird vor allem über die sozialen Netzwerke ein eindeutig negatives Bild der Alternativmedizin verbreitet, das sich auf die beiden Eckpunkte Unwirksamkeit und Gefährlichkeit stützt. Letztlich sei die ganze Alternativmedizin ethisch verwerflich. Schon deshalb bestehe dringender Handlungsbedarf, schließlich gehe es um den Schutz von Patienten.

Gerade am Beispiel der Homöopathie lässt sich erkennen, wie offensichtlich gezielt an der Schaffung eines Feindbildes gearbeitet wird, das sich gesellschaftlich verankern soll. Dem gesellschaftlich schon fast allgegenwärtigen Bild der »bösen« Pharmalobby, soll jenes der »bösen« Homöopathielobby entgegengesetzt werden. Natalie Grams will eine »Gegenerzählung« etablieren, die das Bild der gesamten Alternativmedizin in der Gesellschaft grundlegend und langfristig verändert. Dazu dienen ihr auch negative persönliche Erfahrungen, die sie nach ihrem »Globuli-Ausstieg« erleben musste: Sie sei von Homöopathen übel beschimpft und als »Nestbeschmutzerin« verunglimpft worden, man habe ihre Vorträge gestört und zu Gegenprotesten aufgerufen, man habe sie und ihre Familie bedroht und körperlich angegriffen. In Interviews spricht Natalie Grams davon, sie müsse heute unter verborgener Adresse und unter Polizeischutz leben, da sie Morddrohungen gegen sich und ihre Kinder bekommen habe. Wenn solche schlimmen Dinge tatsächlich passiert sind, dann ist das völlig inakzeptabel. Die Verrohung unserer Gesellschaft macht ganz sicher nicht vor »sanften Heilern« halt, denen man ihre Arbeitsgrundlage entziehen möchte. Zur ganzen Wahrheit gehört allerdings auch, dass die Anhänger der Homöopathie von ihren Gegnern schon seit Jahrzehnten oft übel beschimpft werden. Neueren Datums sind da Ausdrücke wie »Globuli-Mafiosi« oder »Zuckerkügelchen-Rassisten«. Solche Anfeindungen tragen nicht gerade dazu bei, ein Klima der Achtung Andersdenkender zu schaffen. Aber hier schenken sich die Lager nichts. In gewissen Kreisen gilt Natalie Grams heute als »böse Hexe der Pharmalobby« und damit als ideales Feindbild, auf das man ungehemmt einschlagen kann. Nur: Ob es klug ist, die Gegner wiederum derart negativ zu überzeichnen, dass im Falle der Skeptiker-Agitation der Eindruck entstehen muss, es handele sich bei Homöopathen und ihren Freundinnen und Freunden um einen Haufen bösartiger Voodoo-Anhänger mit hoher krimineller Energie, die allesamt eine Gefahr für die Gesellschaft darstellen? Aus Sicht der Skeptiker muss man sagen: Ja, das ist klug. So läuft Meinungsbildung auf Basis von Propaganda eben.

Natürlich weiß auch Natalie Grams, dass man von Einzelfällen niemals auf die Gesamtheit schließen kann. Ob die, die ihre Botschaft hören, das aber auch wissen? Das Bild, das Grams in der Öffentlichkeit von sich vermittelt, hat sich inzwischen verfestigt. Wer ihr kritisch gegenübersteht, wird ohne nachzudenken in eine von den Skeptikern wohl ausgekleidete Ecke gedrückt. Wer dort steht, auf den kann man mit dem Zeigefinger zeigen: Schaut, das sind sie, die bösen Homöopathen und Alternativmediziner, die die Wissenschaft ignorieren, einen obskuren Globuli-Zauber betreiben, kranke Menschen betrügen, nicht davor zurückschrecken, diesen schweren Schaden zuzufügen, und uneigennützige Aufklärerinnen wie Natalie Grams nicht nur mundtot machen wollen, sondern ihr offen nach dem Leben trachten. Und dann ist es interessant zu schauen, wen die Skeptiker in dieser Ecke auch verorten: Verschwörungstheoretiker, braune Esoteriker und Wissenschaftsfeinde, die zurück ins Mittelalter wollen. Wer an Globuli glaubt, glaubt auch, dass die Erde eine Scheibe ist. Ja, noch schlimmer: Wer der Alternativmedizin anhängt, ist auch empfänglich für rechtsextremes Gedankengut. Wer stimmt da nicht der Forderung zu, dieser Entwicklung endlich einen Riegel vorzuschieben? Gewiss, Natalie Grams und die Skeptiker wollen niemanden persönlich angreifen, das betonen sie immer wieder. Aber das müssen sie auch gar nicht. Es genügt, eine Gruppe zu stigmatisieren.

Wer ein Feindbild schaffen will, muss genau so vorgehen. Und wer so vorgeht, hat in der Regel auch Erfolg. Die Geschichte ist voll mit solchen Beispielen. Die Globuli-Anhänger sollten nicht naiv sein: Diese Entwicklung ist keine Gefahr mehr, gegen die man sich endlich wehren muss, sie ist längst Realität geworden. In diesem Kampf haben sie das Heft nicht mehr in der Hand. Denn die Stigmatisierung von Homöopathie und Alternativmedizin als unwirksam und gefährlich hat sich mittlerweile fest ins Bewusstsein von immer mehr Menschen eingegraben, weil inzwischen ein Großteil der Medien bereitwillig an der Etablierung des Mythos von der Homöopathie-Gefahr mitstricken.

Das Schaffen dieser Gegenerzählung durch Erzeugen eines Feindbildes läuft in erster Linie über die sozialen Medien. *Twitter*, *Facebook* & Co. sind nun sicher nicht der Platz für ausführliche (und erst recht nicht für ausgewogene) Diskussionen. Deshalb verfangen hier Argumentationen auf der Basis von »unwissenschaftlich, unwirksam und gefährlich« leichter als sonst wo. Was aber immer mehr auffällt: Auch in traditionellen Medien findet kaum eine tiefergehende Auseinandersetzung mit dem Thema statt, und wenn, dann meist in einer unreflektierten Würdigung der speziellen Forderungen, die von den Skeptikern an die Politik gestellt werden. Wobei gerade eine intensivere Auseinandersetzung mit diesen sehr aufschlussreich sein kann. Wenn man die Forderungen im Detail durchgeht und deren Auswirkungen und Folgen aufdeckt, wird deutlich, dass sie oft mehr Probleme schaffen, als sie lösen. Welche tiefgreifenden Folgen es für die Patienten haben dürfte, wenn das Medizinmodell der »alternativlosen Medizin« verwirklicht wird, zeigt sich an einer Grundthese, mit der die Skeptiker gegen die Homöopathie vorgehen.

Der Kerngedanke der Homöopathiegegner ist die Aussage, Globuli seien keine Arzneimittel und Homöopathie daher auch keine Medizin. Dies gilt in der Szene als unumstößlicher Fakt, über den nicht weiter diskutiert zu werden brauche, sondern der Politik und Gesellschaft als Wahrheit vermittelt werden müsse. Wenn dies als definitives und nicht hinterfragbares Axiom gilt, dann muss das Konsequenzen haben, so die Gruppe um Natalie Grams. Daher lautet auch die zentrale Grundforderung des *Informationsnetzwerks Homöopathie* der Homöopathie den Arzneimittelstatus zu entziehen, das Arzneimittelrecht entsprechend zu ändern und die Globuli aus der Apotheke zu verbannen. Wirkungslose Zuckerkügelchen wären im Süßigkeitenregal beim Discounter oder an der Tankstelle besser aufgehoben als in der Apotheke neben Aspirin und Antibiotika, so die immer wieder kolportierte Meinung. Um diesem Argument gegenüber Position beziehen zu können, muss als Erstes eine grundsätzliche Frage geklärt sein: Wie ist der rechtliche Status homöopathischer Mittel eigentlich?

Homöopathie wurde als medizinisches Verfahren von einem Arzt entwickelt und gilt daher seit ihren Anfängen als Teil der Medizin. Da sie mit speziell hergestellten Arzneimitteln arbeitet, zählte man sie stets zu den Arzneitherapien. Schon seit Beginn entstanden auf Homöopathie spezialisierte Apotheken, die sich meist »Homöopathische Zentral-Apotheken« nannten. Es gab sie in vielen deutschen Städten. Aus manchen entwickelten sich später homöopathische Pharmaunternehmen, die teilweise heute noch bestehen. Spätestens, als die wissenschaftlichen Erkenntnisse aus Physik und Chemie immer deutlicher zeigten, dass homöopathische Mittel (zumindest in hohen Verdünnungsstufen) keine pharmakologische Wirkung entwickeln können, war klar, dass Homöopathie und Pharmakologie nach derzeitigem Stand wissenschaftlich nicht vereinbar sind. Vor diesem Hintergrund war es verständlich, dass schon bald die Rufe laut wurden, die Homöopathie gänzlich aus der Apotheke zu verbannen. Es gibt diese seit dem 19. Jahrhundert. Geschehen ist in dieser Hinsicht nichts: Die Globuli gelten immer noch als Medikamente, und auf jeder Verpackung und auf jedem Etikett steht der Vermerk »Homöopathisches Arzneimittel«. Das nun liegt daran, dass es in Deutschland ein *Homöopathisches Arzneibuch* (*HAB*) gibt, das nach Paragraph 55 des deutschen Arzneimittelrechtes Teil des amtlichen Arzneibuches ist. Hierin sind alle Standards festgelegt, die bei der Herstellung homöopathischer, spagyrischer und anthroposophischer Arzneien eingehalten werden müssen. Es bezieht sich unter anderem auf Regeln zur Qualität, Prüfung, Lagerung, Abgabe und Bezeichnung der entsprechenden Mittel. Das *HAB* hatte seinen Anfang 1934, als die homöopathische Pharmakopöe von Dr. Wilmar Schwabe von 1925 als Grundlage der homöopathischen Herstellungspraxis verbindlich festgelegt wurde. Das heute grundlegende Arzneibuch der

Homöopathie wurde 1978 als *HAB1* herausgegeben und wird seither in meist jährlichen Ergänzungen und Erweiterungen fortgeführt. Fakt ist also, dass Homöopathika bis heute gesetzlich als Arzneimittel gelten, obwohl ein allgemein anerkannter pharmakologischer Wirkmechanismus hinter diesen Mitteln nicht bekannt – und nach Einschätzung vieler Wissenschaftler – auch grundsätzlich ausgeschlossen ist. Außerdem hat der Gesetzgeber den homöopathischen Arzneimitteln (neben denen der Pflanzenheilkunde und der Anthroposophischen Medizin) einen Sonderstatus zugebilligt, nachdem ihnen vereinfachte Voraussetzungen für die Zulassung als Arzneimittel zugestanden wurden. Kurz: Diese Mittel haben es leichter, offiziell als Arzneimittel anerkannt und auf den Markt gebracht zu werden. Da stellt sich natürlich eine nächste wichtige Frage: Warum macht der Gesetzgeber so etwas?

Die Skeptiker haben darauf eine klare Antwort: Das sei allein das Ergebnis erfolgreicher Lobbyarbeit der Homöopathen. Diese kontern, man habe lediglich dem medizinischen Pluralismus und dem Pragmatismus in der Medizin Rechnung getragen. Ohne diese Sonderregelungen wären nämlich spätestens ab den 1970er Jahren alle Arzneimittel der alternativen beziehungsweise komplementären Medizin verschwunden – und damit auch die entsprechenden Heilverfahren. Heute fordern die Homöopathiegegner, diese gesetzlichen Sonderregeln abzuschaffen und die entsprechenden Gesetze zu ändern. Die beiden zentralen Forderungen lassen sich kurz so zusammenfassen:

1. Aberkennung des Arzneimittelstatus für Homöopathika und verwandte Arzneimittel (pflanzliche, spagyrische und anthroposophische Arzneimittel) mit Abschaffung des *Homöopathischen Arzneibuchs*. Folglich wären diese nicht mehr apothekenpflichtig.
2. Abschaffung der vereinfachten Zulassungsbedingungen für diese Arzneimittel. Sie müssen die gleichen Voraussetzungen erfüllen wie alle anderen Arzneimittel auch.

Beide Forderungen können nur alternativ betrachtet werden, das heißt entweder es wird die eine oder die andere umgesetzt. Die zweite Forderung kann nur greifen, wenn die erste nicht möglich ist, da diese voraussetzt, dass Globuli & Co. tatsächlich Arzneimittel im rechtlichen Sinne sind. Wenn es das Ziel ist, diese alternativmedizinischen Arzneimittel aus der Medizin zu eliminieren, dann kann das direkt nur über die Aberkennung des Arzneimittelstatus gehen. Trotzdem ist auch die Forderung nach gleichen Zulassungsvoraussetzungen für alle Arzneimittel in dieser Hinsicht nicht weniger wirksam – wenn auch wohl eher auf längere Sicht. Grund dafür ist, dass es den homöopathischen, pflanzlichen, spagyrischen und anthroposophischen Arzneimitteln kaum möglich sein dürfte, diese hohe Hürde zu nehmen – mit der Folge, dass sie eben auf diesem Wege verschwinden werden. Nun ist es interessant, diese beiden Forderungen näher unter die Lupe zu nehmen. Zunächst: Warum soll es nicht möglich sein, an die Zulassung von Arzneimitteln der Schulmedizin und der Alternativmedizin gleiche Bedingungen und Voraussetzungen zu knüpfen? Lässt sich eine »Extrawurst« überhaupt sachlich begründen?

Das Zulassungsverfahren für konventionelle Medikamente ist sehr komplex und durchläuft mehrere Stufen. In einer vorklinischen Phase wird begutachtet, ob es zum Beispiel für einen neuen Wirkstoff nach den naturwissenschaftlich anerkannten Grundlagen überhaupt eine Wirkplausibilität gibt. Danach wird überprüft, wie es mit der vermuteten Wirksamkeit, aber auch der Verträglichkeit beziehungsweise Unbedenklichkeit des Stoffes aussieht. Hierzu dienen in erster Linie Tierversuche. Erst dann kommt es zu den entsprechenden klinischen Studien mit dem aus der Substanz hergestellten Arzneimittel. In Phase-I-Studien wird geprüft, ob sich der Stoff so verhält, wie bei den Tierversuchen. Sie werden in der Regel an gesunden Freiwilligen durchgeführt. Phase-II-Studien prüfen den Stoff dann im konkreten Krankheitsfall, also an Patienten. Hier gelten zum Schutz der Patienten strenge Regeln. Übersteht das neue Medikament diese Tests (was in rund neunzig Prozent der Fälle nicht so ist), dann entscheidet sich in Phase-III-Studien, ob das Arzneimittel tatsächlich zugelassen werden kann. Hierzu muss es sich in der Regel randomisierten Doppelblindstudien stellen, um seine Wirksamkeit gegenüber Placebos signifikant zu belegen. Solche Studien können sehr groß sein und sich über mehrere Jahre hinziehen. Erst nach Ablauf aller drei Phasen kann ein Zulassungsdossier erstellt und eingereicht werden. Der gesamte Prozess kann über zehn Jahre dauern, manchmal noch länger. Er verschlingt pro neu zugelassenem Arzneimittel bis zu einer Milliarde US-Dollar. Finanziert werden die Studien in der Regel von den Pharmafirmen, die die Zulassung beantragen. Die Forderung der Skeptiker geht nun dahin, genau dieses Modell eins zu eins auf die Arzneimittel der Alternativmedizin anzuwenden.

Ohne randomisierte Doppelblindstudien, die einen eindeutigen Wirkungsnachweis erbringen, ist es nicht möglich, eine solche Zulassung zu erhalten. Gerade für homöopathische Arzneimittel stellen diese eine sehr hohe Hürde dar. Es gibt allerdings Argumente, die grundsätzlich daran zweifeln lassen, ob das Modell der für eine Zulassung notwendigen klinischen Studien zumindest auf homöopathische Einzelmittel übertragbar ist. Zulassungen werden immer für bestimmte Anwendungsgebiete erteilt. Es gibt homöopathische Kombinationspräparate zum Beispiel für Fieber, Schwindel oder Gelenkschmerzen. Für diese könnten randomisierte und doppelverblindete Studien gemacht werden. Wie sieht es aber mit den Einzelstoffen aus, zum Beispiel mit *Belladonna, Nux vomica* oder *Gelsemium*? In der individualisierten Homöopathie sucht man die Mittel ja nicht nach Indikation, sondern nach den konkreten Symptomen des jeweiligen Einzelfalls aus. Eine Homöopathin kann an einem Tag drei Patienten mit Gastritis behandeln und es kann durchaus sein, dass jeder von ihnen ein anderes homöopathisches Einzelmittel bekommt. Selbstverständlich könnte man versuchen, beispielsweise das Mittel *Nux vomica* mit einer klinischen Studie bei Gastritis zu testen, um damit für dieses Anwendungsgebiet eine Zulassung zu erhalten. Das würde aber nur funktionieren, wenn *Nux vomica* bei allen Studienteilnehmern eindeutig das passende Mittel ist. Nur kann sich selbst die behandelnde Homöopathin nicht sicher sein, ob sie mit *Nux vomica* immer das zutreffende Mittel gefunden hat. Alle, die sich in der Homöopathie auskennen, wissen, dass es mitunter mehrere Anläufe braucht, um das passende Mittel zu finden. Selten sind die Verhältnisse in der Symptomatik so klar, dass man zweifelsfrei zum richtigen Mittel geführt wird. Wenn man aber gar nicht genau wissen kann, ob sich in der sogenannten Verumgruppe (jener, die das Medikament bekommt) auch tatsächlich das homöopathisch genau passende (und ja auch nur dann potenziell wirksame) Mittel befindet, welche Aussagekraft hat eine solche Studie dann? Testen könnte man eine Gruppe homöopathisch behandelter Gastritispatienten gegen eine, die Placebos bekommen hat. Das würde eine Aussage über die Wirksamkeit der Homöopathie bei Magenschleimhautentzündung erlauben. Nicht möglich ist es aber, ein bestimmtes Mittel bei dieser Indikation klinisch zu überprüfen. Genau das aber wird arzneimittelrechtlich für eine Zulassung verlangt: *Nux vomica* muss seine Wirksamkeit für eine Indikation beweisen und nicht die Homöopathie allgemein. Somit kann man durchaus zu dem Schluss kommen, dass das Modell der randomisierten Doppelblindstudien zur Beurteilung der Wirkung homöopathischer Einzelmittel wenig sinnvoll ist.

Daneben gibt es rein praktische Gründe, weshalb das System der Arzneimittelzulassung schwer auf die Alternativmedizin übertragbar ist: Es ist schlicht eine Frage des Geldes. Allein der finanzielle Aufwand für eine Zulassung wird kein Pharmaunternehmen der »sanften Medizin« stemmen können, handelt es sich doch meist um kleinere und mittelständische Unternehmen. Der größte deutsche Hersteller für Homöopathika, die *Deutsche Homöopathie Union* (*DHU*), macht einen Jahresumsatz von ca. hundert Millionen Euro (zum Vergleich: Das umsatzstärkste Pharmaunternehmen der Schulmedizin ist in Deutschland *Novartis* mit jährlich über vier Milliarden Euro).

Wenn für die Zulassung nur eines einzigen Arzneimittels Kosten von mehreren hundert Millionen Euro anfallen, dann zeigt das schon, dass sich weder Globuli, noch Schüßlersalze, anthroposophische, spagyrische oder pflanzliche Mittel, über diesen Weg auf dem Markt werden halten können. Die *DHU* bietet aktuell über achtzig homöopathische Fertigarzneimittel und mehrere hundert Einzelmittel in unterschiedlichen Potenzstufen an. Bei anderen Herstellern sieht die Produktpalette nicht viel anders aus. Würde verlangt, für jedes dieser Mittel (bei Einzelmitteln inklusive jeder angebotenen Potenzstufe) ein eigenes Zulassungsverfahren nach den Regeln für die konventionelle Medizin durchzuführen, müsste selbst jeder pharmazeutische Megakonzern passen. Eine Streichung der Sonderregeln für die Alternativmedizin würde unweigerlich zum Aus für deren Arzneimittel führen – und das ganz ohne gesetzliches Verbot.

So könnte eine Eliminierung alternativmedizinischer Heilmittel über den Umweg der Streichung von Sonderregeln in der Zulassung geschehen. Direkter und schneller würde dieses Ziel erreicht, wenn es den Skeptikern gelänge, den Gesetzgeber dazu zu bringen, diesen Mitteln den Arzneistatus abzuerkennen. Begründet wird diese Forderung mit den gängigen (und schon in früheren Kapiteln kritisch hinterfragten) Argumenten aus der »Globukalypse«-Kampagne: Globuli seien wirkungslos und eine reine Placebotherapie. Sie hätten deshalb in Apotheken nichts verloren. Eine Apotheke dürfe nur das anbieten, was eine gesicherte Wirksamkeit belegen kann. Alles andere sei eine Täuschung der Kunden. Auch hier gibt es wieder Beschwichtigungsversuche: Man wolle Globuli & Co. nicht verbieten, es gäbe sie dann nur nicht mehr in der Apotheke (höchstens vielleicht noch bei den Hustenbonbons). Dafür könne man sie ja beim Discounter kaufen. Das sei doch viel praktischer – und sicher würden sie dann auch billiger. Solche Aussagen sind typische Argumente, die auf das schnelle Denken abzielen: Sie sind eingängig, scheinbar logisch und können ohne weiteres Nachdenken akzeptiert und mental abgehakt werden. Dass ein schnelles Denken jedoch grundsätzlich für Fehler anfällig macht, zeigt sich in diesem Fall besonders deutlich.

»Homöopathie-Tote durch Tollkirsche!«, lautete die Schlagzeile, die Anfang 2017 durch alle Medien ging. In den USA wurden Fälle bekannt, bei denen Kinder durch die Einnahme von homöopathischem Belladonna (der homöopathisch aufbereiteten Tollkirsche) zu Tode gekommen sein sollen. Der mediale Aufschrei war gewaltig. In allen Gazetten wurde vor »lebensgefährlichen Globuli« gewarnt. Erst im »zweiten Aufguss« kamen Tage später Berichte, die die berechtigte Frage aufwarfen, wie es denn möglich sein könne, dass wirkungslose Zuckerkügelchen, die gar keinen Wirkstoff mehr enthalten, Kinder umbringen sollen. Man fragte bei den zuständigen Behörden nach, und bekam die einhellige Antwort: In Deutschland wäre so etwas völlig ausgeschlossen. Was die Homöopathie betreffe, könne man die USA nicht mit den Verhältnissen in Europa vergleichen. Was ist beim Thema Globuli in Amerika anders als bei uns?

In den USA haben homöopathische Mittel nicht denselben Arzneistatus wie in Deutschland. Sie können überall verkauft werden und unterliegen keiner behördlichen Überprüfung. Das gilt auch für die Herstellung und den Vertrieb. Lediglich eine Art Warnhinweis auf den Packungen klärt darüber auf, dass es sich um ein homöopathisches Mittel handle, für das es keine wissenschaftlich anerkannten Wirknachweise gebe. Das nun sind Verhältnisse, wie sie die organisierten Homöopathiegegner auch in Deutschland anstreben, wenn sie fordern, die Globuli aus dem Arzneimittelrecht herauszunehmen. Wie konnte es aber sein, dass diese Globuli tödlich wirkten? Das Rätsel war schnell gelöst. Man fand in den Mitteln das Tollkirschengift in einer Konzentration, die wesentlich höher lag, als es dem auf der Packung angegebenen homöopathischen Verdünnungsgrad entsprochen hätte. Die Mittel wurden schlicht fehlerhaft hergestellt – und keiner hat es gemerkt, weil niemand es überprüfte. Warum auch: Es bestand hierfür keinerlei gesetzliche Vorgabe und Verpflichtung. Wer nun in Deutschland die Abschaffung des Arzneimittelstatus für Globuli und andere Mittel der Alternativmedizin fordert, muss sich darüber im Klaren sein, dass dadurch tragische Vorfälle wie in den USA auch bei uns potenziell möglich sein werden. Diese Forderung bringt also kein Mehr an Patientensicherheit, sondern im Gegenteil, sie bringt die Gefahr mit sich, dass durch homöopathische Mittel tatsächlich Schaden angerichtet werden kann. Denn die Homöopathie wird nicht verschwinden, wenn ihre Globuli nicht mehr als Arzneimittel gelten. Sie haben dann den Status von Nahrungsergänzungsmitteln, die überall zu haben sind, und für die lediglich lebensmittelrechtliche Vorgaben beachtet werden müssen. Man könnte sie in der heimischen Küche herstellen und auf dem Wochenmarkt neben Blumen, Brot und Brokkoli anbieten. Einem Missbrauch wird damit Tür und Tor geöffnet – auf Kosten der Patientengesundheit.

Grundsätzlich kann man resümieren, dass die Forderungen der Skeptiker über kurz oder lang das Aus für viele Verfahren der Alternativmedizin bedeuten würde. Sie bringen nicht mehr Sicherheit für die Kranken, sondern mehr Gefahren, weil niemand mehr für die Sicherheit dieser Mittel garantieren kann. Und die Folgen werden noch weitreichender sein. Was kein Arzneimittel ist, wird auch keine private Krankenversicherung und keine staatliche Beihilfe mehr übernehmen, so wie es heute noch üblich ist. Viele Praxen von Naturheilärzten und Heilpraktikern werden schließen müssen, arbeiten sie dann doch am Rande der Legalität. In Deutschland gibt es zahlreiche große Krankenhäuser und Kliniken, die sich unter anderem auf Anthroposophische Medizin spezialisiert haben. Sie dürften vor die Wahl gestellt werden, entweder auf eine rein konventionelle Schulmedizin umzustellen oder zu schließen. Ähnliches gilt für die vielen Kurheime und Sanatorien, die auf alternative und komplementäre Verfahren spezialisiert sind. Am härtesten dürfte es aber die Hersteller von Globuli & Co. treffen. Allein im Bundesland Baden-Württemberg, dem größten Pharmastandort Deutschlands, produzieren fast fünfzig Prozent aller dort ansässigen Pharmafirmen pflanzliche, homöopathische oder anthroposophische Arzneimittel, ein Großteil davon ausschließlich. Daran hängen entsprechend viele Arbeitsplätze. Das ist den Skeptikern sehr wohl bewusst, und wird von ihnen zumindest billigend in Kauf genommen. Auf den Internetseiten des *Informationsnetzwerks Homöopathie* wird dies auch eindeutig so formuliert: »Das *INH* schließt allerdings nicht aus, dass Anbieter der Homöopathie durch seine Aktivitäten wirtschaftliche Nachteile erleiden könnten«. Das dürfte im Sinne der angestrebten »Globukalypse« aber sicherlich nicht unerwünscht sein. Diese Entwicklung ist inzwischen auch schon voll im Gange. Die Umsätze der Hersteller homöopathischer Arzneimittel sind seit Beginn der Kampagnen der Globuligegner teilweise spürbar zurückgegangen.

Würde sich eine »alternativlose Medizin« etablieren, hätte das jedoch noch weitergehende Folgen. Da dann naturwissenschaftliche Disziplinen wie Physik und Chemie die alleinigen Säulen dieser Medizin sein werden, würde die Medizin immer weiter technisiert und pharmakologisiert. Die Entwicklungen sind ja heute schon deutlich absehbar: Biotechnologie, Digitalisierung und künstliche Intelligenz übernehmen mehr und mehr die Regie im medizinischen Alltag. Es ist naiv, zu glauben, diese Entwicklung ließe sich rückgängig machen. Ein solches Ansinnen wäre auch unvernünftig, denn diese neuen Möglichkeiten sind an sich noch keine Gefahr (sie bringen im Gegenteil mitunter große Fortschritte mit sich), sondern allein deren absolute Dominanz über die gesamte Medizin kann problematisch werden. Eine rationalistische Einheitsmedizin würde einem solchen Herrschaftsanspruch aber Tür und Tor öffnen. Da die Verflechtung von Medizin, Wissenschaft und Wirtschaft dann immer stärker würde, bestünde die konkrete Gefahr, dass sich die Medizin zum Spielball wirtschaftlicher Interessen entwickelt – noch deutlich mehr, als sie es heute teilweise schon ist. Wer hier nur an Pharmariesen wie *Pfizer*, *Bayer* oder *Novartis* denkt, macht wohl die Rechnung ohne den wahren Wirt: Das Silicon Valley drängt immer intensiver in den Gesundheitsmarkt vor, wobei die heute schon verfügbaren »Gesundheits-Apps« von *Google* und *Amazon* nur der Anfang sein werden. Es käme zu einer weder kontrollierbaren noch beeinflussbaren Abhängigkeit der Gesundheit des Menschen von Großkonzernen, die einmal mit Suchmaschinen und Buchverkäufen angefangen haben, und dann über Gesundheit und Krankheit entscheiden werden. Wir hätten eine digitale Medizinmonarchie, in der der Patient zum Leibeigenen geworden ist. Eine rationalistische Einheitsmedizin hätte sich dem neuen System, das das Silicon Valley der Welt überstülpt, vollkommen angepasst. Was in diesem System auf Dauer nur noch stört, ist der Mensch, der selber denkt und für seine Freiheit kämpft. Und wenn man das weiterdenkt, wird der eigentliche Störfaktor irgendwann das Leben selbst sein, das sich einer absoluten Berechenbarkeit und Beherrschbarkeit verweigert. Da wirken Globuli wie reine Anarchie. Wenn man es mit den Augen von *Google* & Co. betrachtet, ergibt ein großangelegter Kampf gegen die Alternativmedizin durchaus Sinn.

5. Placebo und Selbstheilung

Kaum ein Begriff ist mit dem Thema Alternativmedizin so eng verknüpft wie der des Placeboeffekts. Dabei besteht diese Verbindung nicht per se, sie ist vielmehr konstruiert. Sie ist eine Schlussfolgerung der derzeitigen wissenschaftlichen Erkenntnisse, von denen aber niemand definitiv und mit absoluter Sicherheit behaupten kann, dass sie nicht irgendwann anders sein können. Wenn dann die These aufgestellt wird »Globuli sind Placebos« (wie häufig in den sozialen Netzwerken zu lesen ist), dann ist das weit weg von einem harten wissenschaftlichen Fakt. Für diese Aussage wurde noch nie ein zweifelsfreier Beweis vorgelegt. Aber die Behauptung »Globuli sind Placebos« ist für das schnelle Denken viel eingängiger als eine komplizierte, aber korrekte Aussage: »Zieht man die von der Wissenschaft derzeit als eindeutig anerkannten Erkenntnisse heran, dann dürfte die Wirkung von Globuli am ehesten über den Placeboeffekt erklärbar sein.« Beide Aussagen, die schnelle wie die komplizierte, sagen nicht genau dasselbe aus: Die erste stellt eine eindeutige Behauptung auf, die andere beschreibt die nach heutigem Stand wahrscheinlichste Möglichkeit einer Wirksamkeit. Die erste verneint eine mögliche spezifische Wirkung prinzipiell, die andere schließt sie zumindest grundsätzlich nicht aus. Der Placeboeffekt kann also nicht als Totschlagargument gegen die Homöopathie (und auch nicht gegen die ganze Alternativmedizin) dienen. Man muss sogar sagen, dass in der derzeitigen Diskussion um Globuli & Co. mit diesem Begriff nicht selten Missbrauch getrieben wird. Die wahre Bedeutung des Placebos wird jedenfalls kaum wahrgenommen und somit auch selten diskutiert.

Der Missbrauch beginnt mit der Gleichsetzung von Placebos mit Unwirksamkeit, indem die Gleichung aufgemacht wird: wirkstofffrei gleich wirkungslos. Daraus wird dann schnell der Fehlschluss: Placebos sind unwirksam – Globuli sind Placebos – also sind Globuli unwirksam. Schon die erste Prämisse wird durch jede kontrollierte Doppelblindstudie widerlegt. In der Placebogruppe ist *immer* eine Wirkung nachweisbar. Diese kann zwar nach gängiger Auffassung nicht durch das zu prüfende Arzneimittel direkt hervorgerufen worden sein, sie ist aber unbestritten vorhanden und zweifelsfrei statistisch messbar. Somit ist die Aussage »Placebos sind unwirksam« falsch. Richtig ist vielmehr das Gegenteil: Placebos sind wirksam. In klinischen Studien zeigen sie in zehn bis sechzig Prozent der Fälle eindeutige Effekte. Das ist unstrittig, doch können diese nicht chemischer Art sein, so wie wir es von Medikamenten üblicherweise kennen. Folglich kann man feststellen: Placebos wirken, aber nicht auf herkömmlich pharmakologische Weise. Selbst wenn man homöopathischen Kügelchen, Bachblüten oder Schüßlersalzen ausschließlich einen Placeboeffekt zugesteht, muss man dennoch feststellen: Sie wirken, nur eben nicht wie die üblichen chemischen Arzneimittel. Genügt diese nicht widerlegbare Tatsache, um diese Mittel konsequent aus der Medizin zu verbannen?

Wenn Placebos wirken, ein bekannter pharmakologischer Effekt aber ausgeschlossen werden kann, was ist es dann, was wirkt? Was man unter dem Placeboeffekt versteht, dürfte allgemein bekannt sein: Die Patientin meint, ein wirksames Mittel zu bekommen, und daraufhin bessert sich ihr Befinden. Warum das so ist, und was hier alles im Organismus abläuft, ist erst in Ansätzen bekannt. Dem Phänomen wissenschaftlich auf den Grund zu gehen, ist das große Thema der Placeboforschung. Grundsätzlich gibt es für die Wirksamkeit von Placebos zwei mögliche Erklärungen: Die erste geht davon aus, dass bei einem Placebo das eigentliche Agens nicht im Medikament stecken kann, also im Menschen selbst zu suchen ist. Die andere vermutet durchaus eine spezifische Wirkung durch das Arzneimittel, nur sei diese nach heutigem wissenschaftlichen Stand noch nicht erklärbar. Dieser Umstand müsste durch verstärkte Forschung geklärt werden. Setzt man voraus, dass es eine noch unbekannte spezifische Wirkung im Arzneimittel nicht gibt, und will man auch keine imaginäre Kraft von außen als Erklärung heranziehen, muss das wirkende Prinzip also im Menschen selbst zu suchen sein. Der entscheidende Faktor dabei scheint die Erwartungshaltung des Patienten zu sein, aber auch die des Behandelnden, der seine Überzeugung unbewusst auf den Kranken übertragen kann.

Eines macht der Placeboeffekt deutlich: Ein Impuls zur Besserung krankhafter Symptome (oder gar zur Heilung von Krankheiten) kann auch aus dem Patienten selbst kommen. Eigentlich ist der Placeboeffekt lediglich ein sicherer Beleg dafür, dass es so etwas wie Selbstheilungskräfte tatsächlich gibt. Ein Placeboeffekt ist im Grunde genommen eine besondere Art von Selbstheilung (wenn er denn zu einer Heilung führt, was manche aber für grundsätzlich ausgeschlossen halten). Dass der Organismus sich selbst heilen kann, gilt als unbestritten. Die Argumentation der Gegner der Alternativmedizin läuft eigentlich immer über diese Schiene. Das »Wirkmodell«, das sie zur Begründung der Wirksamkeit aufgestellt haben, setzt grundsätzlich auf Erklärungsversuche über die Selbstheilungskräfte: Placeboeffekt, spontane Selbstheilung, Krankheiten, die von selbst ausheilen, Einpendeln starker Belastungen auf ein übliches Mittelmaß (die sogenannte Regression zur Mitte). All diese Effekte gibt es, und sie sind nur möglich, wenn man die Selbstheilungskräfte als bewirkende Kraft hinter den beobachteten Wirkungen annimmt. Was aber ganz konkret hinter dem recht diffusen Begriff der Selbstheilungskräfte genau steckt, liegt weitgehend noch im Dunkeln. Eine Kraft oder Energie im physikalischen Sinne dürften sie nicht sein, sonst hätte man diese längst bestimmen können. Sie scheinen eher eine Art Programm zu sein, eine Software, die den Organismus (die Hardware) dazu bringt, einen Zustand der Unordnung wieder in einen der Ordnung zurückzuführen. Bis heute ist man aber noch weit davon entfernt, dieses Programm exakt zu bestimmen, und alle damit zusammenhängenden Abläufe zu kennen.

Wenn dem so ist, muss man die Frage stellen, welche Rolle die Selbstheilungskräfte innerhalb der Medizin spielen. Für die Schulmedizin muss man klar feststellen: kaum eine. Sie werden als Phänomene akzeptiert, sind aber in der konkreten therapeutischen Arbeit keine festen Größen, die man ganz spezifisch regulieren, stimulieren oder auf sonst eine Art zu beeinflussen sucht. Es gibt sie. Viel mehr hat die konventionelle Medizin nicht dazu zu sagen. Das ist ziemlich dürftig, wenn man bedenkt, welche zusätzlichen Möglichkeiten sich der Medizin öffneten, gelänge es, die selbstregulierenden Prozesse gezielt und auf wissenschaftlich solider Basis zur Therapie einzusetzen. Anders sieht es mit den Methoden der Alternativmedizin aus. Dort sind die Selbstheilungskräfte ein zentraler Begriff. Alle alternativen oder komplementären Verfahren, gleich, welcher Art sie auch sein mögen, geben vor, mit den Selbstheilungskräften zu arbeiten und diese zu stärken. Aber auch hier gilt das gleiche wie bei der Schulmedizin:

Was man genau damit meint, ist unklar. Meist assoziiert man sie irgendwie mit dem Immunsystem. Das dürfte so verkehrt nicht sein, ist allein aber keine solide Grundlage, auf der man dem Thema wissenschaftlich fundiert gerecht wird. Und wie genau diese Verfahren das im Organismus angelegte System der Selbstregulation gezielt steuern, anregen oder regulieren können, ist auch kaum erforscht. Eines zeichnet sich jedoch ab: Beim Placeboeffekt scheint die Psyche eine besondere Rolle zu spielen. Um aber tatsächlich positive Effekte auf das Befinden oder die Funktionen des Organismus ausüben zu können, muss durch den Placeboeffekt ein enges Netzwerk zentraler Steuersysteme, bestehend aus Immunsystem, Hormonsystem und Nervensystem in Gang gesetzt werden. Wie er das schafft, ist noch unbekannt.

Inzwischen haben sich auch Placebo-Forschende in die Diskussion um die Alternativmedizin eingeschaltet. Was sie hierzu zu sagen haben, kann den Skeptikern nicht gefallen. Sie plädieren klar dafür, unkonventionelle Heilverfahren in der Medizin zu belassen. Zwar sehen auch sie es so, dass diese Methoden (zumindest zu einem überwiegenden Teil) über den Placeboeffekt wirksam seien, das dürfe aber niemals ein Grund sein, sie aus der Medizin auszugrenzen. Eine solche Forderung zeige nur, dass man die Bedeutung des Placeboeffekts und seinen Beitrag zur Therapie nicht richtig verstanden habe. Ihrer Meinung nach sollte die Medizin den Placeboeffekt auf seriöser Basis, aber doch eindeutig, in die Medizin einbinden. Eine dieser Forscherinnen, Professor Ulrike Bingel vom Institut für Klinische Neurowissenschaften und Schmerzambulanz am Universitätsklinikum Essen, geht davon aus, dass in der gesamten alternativen und komplementären Medizin der Anteil des Placeboeffekts sehr hoch sei, auch wenn sie gewisse spezifische Anteile an den Wirkeffekten nicht grundsätzlich ausschließen mag. Letztere seien derzeitig aber nicht exakt nachweisbar. Jedenfalls nutze man in den Verfahren aus dem alternativen Bereich die Umstände, die einen Placeboeffekt induzieren könnten, systematisch und bestmöglich aus.

Ihr Kollege Professor Winfried Rief von der Universität Marburg, der dort Leiter der Abteilung für Klinische Psychologie und Psychotherapie ist, sieht in der Medizin immer noch eine Zweiteilung in der Bewertung von Wirkeffekten: einmal der klassische über Medikamente oder Eingriffe, und zum anderen der rein »über Einbildung« laufende Placeboeffekt. Nur der erste werde als »richtige« Wirkung anerkannt. Dem Placeboeffekt hafte noch immer das Klischee des Unwirksamen an, was aber gar nicht zutreffe. Professor Manfred Schedlowski, Direktor des Instituts für Medizinische Psychologie und Verhaltensimmunbiologie an der Universität Essen geht noch einen Schritt weiter, wenn er feststellt, dass die Unterscheidung in Schul- und Alternativmedizin einem Denken von gestern oder vorgestern geschuldet ist. Seiner Meinung nach wäre es jetzt an der Zeit, beide Arten von medizinischen Interventionen zu verbinden.

Nach Auffassung des klinischen Psychologen und Philosophen Professor Harald Walach würden in der modernen Medizin die Placeboeffekte (die ja auch in ihr zum Tragen kommen) bagatellisiert, weil sie nicht ins gängige »Maschinenmodell« des Menschen passten. Der Placeboeffekt sei heute immer noch eine Art »Schimpfwort« in der Medizin. Dabei sei er eigentlich (wenn man es genauer betrachte) der Kern und das Rückgrat einer jeden medizinischen Bemühung. Placeboeffekte zeigten eindrucksvoll auf, zu welchen therapeutischen Eigenleistungen der Organismus fähig ist. In der Medizin ginge man immer noch davon aus, dass die spezifischen und kausalen Effekte von Therapien und Medikamenten die wichtigsten sind und dass man die anderen als »Kontexteffekte« vernachlässigen könne. Die moderne Forschung belege aber, dass es höchstwahrscheinlich gerade umgekehrt ist. Spezifische Wirkungen und Placeboeffekte sind nach Walach so eng miteinander verwoben, dass man sie gar nicht trennen könne. Er glaubt, ohne die Fähigkeit zur Selbstheilung wäre keine medizinische Maßnahme so wirksam, wie sie sich im klinischen Alltag darstellt. Es könne durchaus sein, dass der spezifische Effekt von Arzneimitteln auf dem Rücken des Placeboeffekts reite.

Kritiker der Alternativmedizin überzeugt das nicht wirklich. Für sie ist die durch klinische Studien zu belegende Wirksamkeit das alleinige Kriterium, ob ein Verfahren in der Medizin anerkannt werden soll oder nicht. Wenn der Beweis erbracht werden könne, gehöre eine Methode zur Medizin, wenn nicht, eben nicht. »Scheintherapien« wie zum Beispiel Homöopathie offiziell anzuerkennen, nur weil sie Placeboeffekte haben können, ist für sie vollkommen inakzeptabel, gleichgültig, wie die moderne Placeboforschung zu dieser Frage stehe. Die Gabe von Placebo verlange immer die Täuschung des Patienten, führe ihn hinters Licht und sei medizinethisch nicht zu vertreten. Man sieht: Das von den Placeboforschern kritisierte Schwarz-Weiß-Denken und einseitig negative Bewerten von Placebos und ihren Effekten, ist bei den Skeptikern durchaus verbreitet. Dabei ist man in der Forschung schon sehr viel weiter: Inzwischen ist gesichert, dass der Placeboeffekt nicht auf den »blinden Glauben« angewiesen ist. Er funktioniert auch, wenn wir wissen, dass man uns ein Placebo verabreicht. Die Wissenschaft zeigt uns heute eindeutig: Man muss niemanden »hinters Licht führen«, um seine Selbstheilungskräfte über den Placeboeffekt anzuregen.

Wir dürfen nun nicht meinen, die Selbstheilungskräfte ließen sich nur über den Placeboeffekt anregen. Der Placeboeffekt ist nur *eine* Möglichkeit, wie der Organismus zur Selbstregulation gebracht werden kann. In der Medizin gibt es eine Vielzahl von Maßnahmen, deren Wirksamkeit nur über eine Aktivierung der eigenen Heilkräfte möglich wird: von den vielfältigen Methoden der Psychotherapie, über Kunsttherapie, Thai Chi oder Eurythmie bis hin zu vielen Verfahren der klassischen Naturheilkunde. Sie alle setzen eine Art Reiz, auf den der Organismus antwortet. Alternativmedizinische Arzneimittel sollen, so die Vorstellung, auch einen solchen Reiz setzen, auch wenn er kein klassisch pharmakologischer sein kann. Hier kommt es zum nächsten Konflikt mit den Skeptikern: Sie verlangen, dass die alternativen Methoden dieselben Wirkansätze haben müssen, wie jene der Schulmedizin. Sie müssten also messbar entzündungswidrig, schleimlösend, schmerzstillend, schlaffördernd, wundheilend oder auch antibiotisch wirken. Außer bei bestimmten Pflanzenextrakten oder ätherischen Ölen, die entsprechend pharmakologisch wirksame Substanzen enthalten, wird man diese Wirkeigenschaften bei alternativmedizinischen Verfahren schwerlich exakt und zweifelsfrei belegen können – und das liegt schlicht daran, dass sie eben nicht materiell am Körper und seinen Funktionen ansetzen, sondern an den Selbstheilungskräften. Sie üben keinen »pharmakologischen Zwang« aus, mit all seinen positiven, aber auch negativen Folgen wie zum Beispiel bei der Kortison- oder der Chemotherapie. Schon eher vorstellbar ist das beschriebene Reiz-Antwort-Modell: Reiz – Antwort – Heilung/Linderung. Während in der konventionellen Medizin einer Therapie immer eine spezifische und kausal nachvollziehbare Wirkung innewohnt (sei sie pharmakologisch durch Medikamente, physikalisch durch Bestrahlung oder mechanisch durch Operationen), fehlt es den meisten alternativen Behandlungsverfahren an einer solchen ganz spezifischen, konkret beschreibbaren, bewusst gewollten und letztlich wissenschaftlich nachweisbaren Wirkung, die von außen induziert wird. Nach Überzeugung der Alternativmedizin ist bei den meisten ihrer Methoden die Wirkung nicht der therapeutischen Intervention inhärent, sondern ergibt sich erst durch die Reaktion des Organismus darauf.

Der scheinbar unlösbare Konflikt zwischen Schul- und Alternativmedizin hat seinen Ursprung wohl darin, dass beide unterschiedliche Ansätze verfolgen und daher auch verschiedene Wege gehen, gleichzeitig aber jeder seine eigenen Überzeugungen für die besseren, besten oder gar einzig richtigen hält. Das ist allerdings kein spezifisch medizinisches Thema, sondern eher ein allgemein menschliches Problem. Das zu durchschauen, wäre wohl die Grundvoraussetzung dafür, dass die Kontroverse auf eine sachliche Basis gerückt werden kann, auf der ein ergebnisoffener Diskurs möglich wird. Erschwert wird ein solcher noch dadurch, dass es an realistischen Konzepten fehlt, wie eine Verbindung der beiden Wege in der Medizin aussehen könnte. Die drei schon beschriebenen Entwürfe (alternativ, komplementär und integrativ) weisen zu viele Schwachpunkte auf, um diese Aufgabe übernehmen zu können. Es müsste ein neues Konzept beschrieben werden, das beide Wege (den der Schul- und jenen der Alternativmedizin) unabdingbar braucht, und den einen nicht grundsätzlich als Ersatz, Ergänzung oder Anhängsel betrachtet, sondern als notwendig, erforderlich und unabkömmlich. Um ein solches zu finden, muss man zurück in das frühe 16. Jahrhundert, als das Mittelalter in die Neuzeit überging.

6. Paracelsus und die zwei Ärzte

Die Empörung ist groß, als er sich erdreistet, seine Vorlesungen an der Universität in Basel in deutscher Sprache zu halten, und noch dazu behauptet, in der Medizin sei es verkehrt, sein Wissen vom Hörensagen und Lesen zu schöpfen, denn ein solches offenbare einzig die Natur. Als er dann noch ein damals hoch anerkanntes Werk der Medizin öffentlich verbrennt, ist das Fass voll und man jagt ihn aus der Stadt. Paracelsus, Sohn eines schwäbischen Arztes und einer Schweizerin, flieht, nur um andernorts wieder anzuecken. Ein gehetztes Wanderleben mit vielen Anfeindungen setzt dem bekannten Arzt, Philosophen und Laientheologen mehr und mehr zu. Kaum fünfzigjährig stirbt er im Jahre 1541 unter nicht geklärten Umständen in Salzburg.

1493 im Schweizer Kanton Schwyz als Theophrastus Bombast von Hohenheim geboren, folgte Paracelsus seinem Vater und wurde Arzt. In Ferrara promovierte er zum Doktor der Medizin, wanderte fortan durch halb Europa und verfasste eine Vielzahl von Schriften über Medizin, Philosophie, Bergbau, Theologie und gesellschaftliche Fragen. In seinen Gedanken und Auffassungen löste sich Paracelsus immer mehr vom überkommenen Wissen des Mittelalters, blieb aber doch in manchem einem magischen Denken verhaftet. So verurteilte er die Astrologie als Mittel der Zukunftsdeutung scharf, war aber gleichzeitig der Auffassung, ohne Wissen um die Gestirne sei jeder Arzt »nur ein Narr«. Er beschrieb chemische Prozesse bei der Erzgewinnung rein rational, meinte aber, die Medizin sei ohne die alte »Scheidekunst« der Alchemie nichts wert. Er unterschied (wohl eher unbewusst) zwischen der Welt im Außen und jener im »Inneren des Menschen«, sah jedoch beide sehr eng miteinander verflochten und sich gegenseitig beeinflussend. Diese paracelsische Vorstellung wäre wohl in der Lage, uns heute einen Ausweg aus dem Lagerkampf um die Alternativmedizin aufzuzeigen.

Die Trennung und das zugleich gegenseitige Bedingtsein von einem Außen und einem Innen im Bereich der Medizin beschrieb Paracelsus mit dem Bild der beiden Ärzte. Er sprach von einem äußeren und einem inneren Arzt, die zwar voneinander getrennt seien, aber gemeinsam an einer Aufgabe arbeiteten: an der Heilung. Immer müssten beide am Werke sein, so der berühmte Arzt in seinen Schriften. Einer der beiden sei aber der »edlere«, und das sei der innere Arzt. Wie aber kommt Paracelsus darauf, zwischen einem äußeren und einem inneren Arzt zu unterscheiden? Das resultiert schlicht aus der Beobachtung im medizinischen Alltag, dass es im Menschen selbst Prozesse gibt, die eine Heilung bewirken können, man gleichzeitig aber von außen Maßnahmen ergreifen kann, um dasselbe zu erreichen. Diese Beobachtung machten die Ärzte und Heiler nicht nur zu Zeiten des Paracelsus, sondern auch schon Jahrtausende vor ihm – und sie machen sie auch heute noch. Heilen hat also immer zwei Aspekte, einen inneren und einen äußeren. Diese Auffassung hatte schon der griechische Arzt Galen im zweiten nachchristlichen Jahrhundert vertreten. Im 20. Jahrhundert hat es Albert Schweitzer so formuliert, dass alle Menschen ihren eigenen Arzt in sich tragen, ohne es zu wissen. Die Mediziner seien dann am erfolgreichsten, wenn sie diesem Arzt im Innern die Chance gäben, in Funktion zu treten.

Es ist unschwer zu erkennen, was mit dem Bild des äußeren und des inneren Arztes gemeint ist. Der innere Arzt steht für die Selbstheilungskräfte, die einen kranken Organismus durch von innen angestoßene Prozesse wieder gesund machen können. Im äußeren Arzt lassen sich die Maßnahmen erkennen, die eine Heilung auf kausale Weise durch gezielte und gewollte Interventionen von außen erreichen können, sei dies über chemische Substanzen, mechanische Eingriffe oder ähnliches. Beide Wege bildeten gemeinsam die Grundlagen der Medizin. Dabei weist Paracelsus dem inneren Arzt jedoch eine zentrale Bedeutung zu. Er sei von der Natur in den lebenden Organismus eingeprägt und sei somit ein Teil des Lebens selbst. Durch diese Teilhabe habe der innere Arzt Anteil an der »Weisheit des Lebens«, die sich vom menschlichen Erkennen nie gänzlich erschließen lasse. Daher habe der äußere Arzt als therapeutisch tätiger Mensch die Aufgabe, den inneren Arzt des Kranken zu unterstützen, sein Wirken anzustoßen und gezielt zu fördern. Von Paracelsus stammt das Bild, dass der äußere Arzt die Wunde verbinde, der innere aber die Wunde heile. Aus dieser Erkenntnis heraus erklärt sich auch die besondere Bedeutung, die er dem inneren Arzt zukommen lässt. Er verfüge über etwas, das der äußere nicht habe: die Macht zum Heilen.

Es gibt aber Situationen, in denen ist der innere Arzt nicht imstande, diese Macht auszuüben. In akuten Notfällen, bei schweren Erkrankungen und Unfällen ist die Heilkraft des inneren Arztes sehr beschränkt, mitunter auch gar nicht in der Lage, von sich aus eine Heilung herbeizuführen. Bei einem insulinabhängigen Diabetiker wird man wohl vergeblich auf eine Heilreaktion der Selbstheilungskräfte warten, erst recht bei einem Herzinfarkt oder einem Schädelbasisbruch. Selbst wenn sie sogar hier prinzipiell wirksam sein können, sie werden nicht dazu fähig sein, die Erkrankung oder Verletzung allein auszuheilen. Auch hier sagt Paracelsus klar: Wenn der innere Arzt es nicht schafft, seine Aufgabe zu erfüllen und die Krankheit zu heilen, dann muss der äußere Arzt an seine Stelle treten.

Was hat diese alte Idee des äußeren und des inneren Arztes (die auch von Paracelsus eigentlich nur wieder aufgegriffen wurde) mit der gegenwärtigen Lage der Medizin zu tun? Zunächst so viel, dass sie auf eine uralte Grunderkenntnis hinweist, die in der heutigen Medizin vergessen wurde: Heilung ist zuallererst ein innerer Prozess, der aber von außen gezielt beeinflusst werden kann – und bisweilen auch muss. Wenn in der Medizin bei der Frage nach den Selbstheilungskräften nur ein Achselzucken kommt, ist etwas zentral Wichtiges in Schieflage geraten. Hier gilt es, etwas Wertvolles wiederzuentdecken. Im Ignorieren des inneren Arztes liegt heute wohl ein Grundproblem der Medizin, das für nicht wenige der drängenden Probleme zumindest mitverantwortlich ist. Eine notwendige Weiterentwicklung der Medizin muss zu dieser Wiederentdeckung führen. Und hierbei können Schul- und Alternativmedizin gleichermaßen Wichtiges leisten. Natürlich kann sich innerhalb der heute so übermächtigen und dominanten Schulmedizin die Angst einschleichen, die zweite Rolle zugeteilt zu bekommen. Aber das ist völlig unbegründet. Denn wenn man sich näher mit einem Medizinmodell beschäftigt, das die beiden Ärzte integriert, dann wird man schnell feststellen, dass die Trennlinie zwischen äußerem und innerem Arzt gar nicht exakt zwischen Schul- und Alternativmedizin verläuft, sondern quer durch beide Richtungen gezogen werden kann.

7. Der Gegenentwurf: Eine dyadische Medizin

Die Frage könnte provokanter nicht sein: Wie viele chronisch kranke Menschen hätten wir heute weniger, wären sie nicht zu früh zum Arzt gegangen und hätten nicht zu schnell eine Therapie bekommen? Die Frage mag abwegig klingen, ist aber erschreckend real. Statistiken weisen inzwischen nach, dass mehr Menschen durch eine Therapie geschädigt wurden, als dass sie davon profitiert hätten. Rund fünfzig Prozent der an Brustkrebs erkrankten Frauen sterben nicht am Tumor, sondern an den Folgen von Chemotherapie und Bestrahlung. Abwarten und kontrollieren erweist sich inzwischen in vielen Fällen als bessere Therapieoption, als in medizinische Hyperaktivität zu verfallen und sogleich alles zu machen, was auch machbar ist. Weniger ist wohl auch im medizinischen Bereich mitunter mehr.

Das sind nackte und harte Zahlen, aber sie zeigen deutlich an: Es läuft etwas gehörig schief im Medizinbetrieb, wenn das Heilen zum krankheitsauslösenden Faktor werden kann, und man womöglich länger lebt, wenn man um Ärzte und Kliniken einen Bogen macht. Das Problem hängt eindeutig mit der Missachtung der Verbindung von äußerem und innerem Arzt zusammen, der alleinigen und ausschließlichen Konzentration auf äußere Maßnahmen und dem Ignorieren der Selbstheilungskräfte als zentralem Ansatzpunkt einer jeden Heilung. Das Problem wird innerhalb der Medizin zwar mehr und mehr wahrgenommen, doch es gibt kaum Entwürfe oder zumindest Visionen, wie es grundlegend gelöst werden könnte. Stattdessen bastelt man an einer streng rationalen Einheitsmedizin, die alles angeblich nicht Wirksame aus dem therapeutischen Alltag ausschließen will. Damit wird eine noch stärkere Konzentration auf die rein äußeren Maßnahmen gelegt, die eine durch Gentechnik, künstliche Intelligenz und Hightech in allen Bereichen durchtechnisierte Medizin mit sich bringt. Das Ignorieren der Selbstheilungskräfte als Hauptfaktor für das Gesundwerden wird somit festgeschrieben. Eine solche medizinische Monokultur, deren wichtigster (ja eigentlich einziger) Faktor die statistische Berechenbarkeit und mechanistische Beeinflussbarkeit des Lebendigen ist, wird das Problem noch deutlich verschlimmern – ganz einfach deshalb, weil sie allein und uneingeschränkt zuständig ist für alles, was mit Kranksein zu tun hat, von der Sommergrippe bis zum metastasierenden

Brustkrebs. Sie wird alles mit immer hochentwickelteren Methoden behandeln – und die Menschen letztlich immer kränker machen. Warum sie das tut, ist klar: Sie kennt nur den Weg über den äußeren Arzt. Der innere dient ihr lediglich als Erklärungsmodell für die angebliche Unwirksamkeit von Globuli & Co. Dabei wäre ein ganzheitliches Medizinmodell auf Basis der paracelsischen Idee einer Verbindung von äußerem und innerem Arzt sowohl einfach als auch rational nachvollziehbar zu konzipieren.

Dem von den Skeptikern propagierten Modell einer streng naturwissenschaftlich und rational aufgebauten Medizin, ist vor diesem Hintergrund ein Scheitern schon vorherbestimmt, noch ehe sie überhaupt Realität geworden ist. Ein unkritisches Öffnen der Schulmedizin für alle möglichen Alternativen mit der Vorgabe »Schau'n wir mal, was hilft« kann aber ebenso wenig das Ziel sein. Ein medizinischer Gemischtwarenladen, der allerlei Mischmasch anbietet, nur um ganzheitlich zu sein (weil man erkannt hat, dass das Thema Diversität und Ganzheitlichkeit heute wohl auch in der Medizin irgendwie wichtig ist), wird ebenfalls keine Lösung bringen. Es braucht grundlegend neue Ansätze, um wirklich »das Ganze« in der Medizin in den Mittelpunkt zu rücken. Und wenn die bisher gängigen Begriffe ein neu konzipiertes Modell nicht richtig beschreiben können, dann ist es nicht nur statthaft, sondern zwingend notwendig, dem Neuen auch sprachlich eine neue Ausdrucksform zu geben.

Das Problem wurde schon mehrfach angesprochen: Die Unterscheidung in Schul- und Alternativmedizin ist heikel, die Begriffe »komplementär« und »integrativ« sind es nicht weniger. »Alternativ« setzt auf ein wenig zielführendes Entweder-Oder, »komplementär« kann die unkonventionellen Heilverfahren zu einem ergänzenden Anhängsel degradieren, und »integrativ« könnte auch als »Kolonialisierungsversuch« missbraucht werden, um jene Methoden so glattzuschleifen, dass sie ins schulmedizinische Konzept passen: Eine besenreine, widerspruchsfreie und systemkonforme Medizin, die Andersartiges nicht mehr bekämpfen oder aber dulden muss, weil sie es adaptiert hat. Alle drei Begriffe und die auf ihnen aufbauenden Konzepte sind nicht wirklich hilfreich, wenn man ein neues Modell schaffen will, das eine tatsächlich ganzheitliche Medizin darstellen soll. Allerdings ist selbst das Wort »Ganzheitsmedizin« für sich genommen ebenfalls problematisch. Er kann als eine Vereinheitlichung der Medizin in Erkenntnis, Theorie und Praxis missverstanden werden, deren Grundlage eine allgemein verbindliche holistische (also ganzheitliche) Weltsicht darstellt – ein Ansinnen, das die heutige Schulmedizin mit ihrer naturwissenschaftlich-reduktionistischen Ausrichtung von vornherein ausschließt. Aber dennoch, ohne Blick auf das Ganze wird es nicht gehen.

Zunächst müssen wir klar festhalten, um was es bei einer solchen Ganzheitlichkeit genau nicht geht. Völlig verkehrt gedacht wäre es, zu glauben, das angestrebte Ziel sei eine Vereinheitlichung hin zu »einer Medizin«, die alle theoretischen und praktischen Aspekte von Schul- und Alternativmedizin zusammenfügt. Dies würde (zumindest nach heutigem Stand der Wissenschaft) nicht funktionieren. Wie wollte man auch die Axiome der Alternativmedizin (zum Beispiel alles beruht auf dem freien Fließen der Lebensenergie) mit denen der Schulmedizin (zum Beispiel alles ist abhängig von den Genaktivitäten) unter einen Hut bringen? Auch der Physik gelingt es bis heute nicht, die Quantenphysik mit der Relativitätstheorie in eine »Theorie von allem« (der lang ersehnten Weltformel) zusammenzufügen. Was nicht heißt, dass dies nicht grundsätzlich möglich wäre, aber heute ist das eben noch eine Utopie. Quantenphysik und Relativitätstheorie sind beide anerkannte Modelle der Physik, stehen nebeneinander, können aber nicht einheitlich erklärt und angewendet werden. Beide dienen zur Beschreibung jeweils eigener Bereiche der Natur: Die Relativitätstheorie beschreibt die Gesetze im Bereich »des Großen«, die Quantentheorie jene im Bereich »des Kleinsten«. Im Miteinander der zwangsläufig scharf getrennten Bereiche funktioniert die Physik wunderbar. Niemand würde ernsthaft fordern, die

Quantenmechanik aus der Physik auszugrenzen, nur weil sie nicht mit der allgemeinen Relativitätstheorie zusammenpasst. Sie passen nicht zusammen, können aber nur zusammen die Welt erklären. Könnte das nicht ein Modell für die Medizin sein?

Auch das, was wir heute als Schul- und Alternativmedizin bezeichnen, sind Gegensätze, die bislang nicht einheitlich gedacht und angewendet werden können. Das sollte so akzeptiert werden. Akzeptiert werden muss dann aber auch, dass die Medizin nur gemeinsam praktiziert werden kann, weil die eine Methode nicht im Stande ist, die Wirkmechanismen und Wirkrichtungen der anderen zu übernehmen. Man kann mit Chemotherapie nicht die Selbstheilungskräfte fördern, ebenso wenig mit Homöopathie Krankheitserreger abtöten. In einer wirklich ganzheitlichen Medizin hat jede Richtung ihre spezielle Aufgabe, die nur sie übernehmen kann. Dabei haben sie oft ganz gegensätzliche Auffassungen, arbeiten aber als Partner zusammen an einem gemeinsamen Ziel: kranke Menschen gesund zu machen – ein Ziel, auf das man heute leider immer wieder hinweisen muss, weil es in den vielfältigen Diskussionen allzu leicht aus dem Blick gerät.

Wollen wir eine solche Form einer ganzheitlichen Medizin mit einem passenden Adjektiv versehen, so müsste es sowohl die Polarität, als auch die gegenseitige Ergänzung von äußerem und innerem Arzt verdeutlichen. Der Begriff »komplementär« würde sich hier sicher anbieten, ist aber schon besetzt, und beschreibt dabei nicht ein *gegenseitiges*, sondern ein *einseitiges* Ergänzen: Die Schulmedizin wird durch alternative Verfahren ergänzt, nicht aber umgekehrt. Komplementär wäre eine solche Medizin nur dann, wenn die Partner auf Augenhöhe wären. Der Begriff scheidet daher aus. »Dual« wäre eine weitere Möglichkeit, einer ganzheitlich ausgerichteten Medizin eine Beschreibung voranzustellen. Anders als bei komplementär geht es bei »dual« klar um zwei Bereiche (lateinisch *dualis* = zwei enthaltend). Allerdings beschreibt das Wort nicht, in welchem konkreten Zusammenhang die beiden Bereiche stehen.

»Dual« wird häufig verwendet, wenn zwei Dinge sich gegenüberstehen, wobei sie entweder unvereinbar oder aber sich
ergänzend sein können. Hier ergeben sich Verbindungen zu
Begriffen wie Dualität, Dualismus und Dialektik. Eine einheit-
liche Bestimmung, in welchem Verhältnis die dualen Bereiche zueinander stehen, gibt es dabei nicht. Eine ganzheitliche
Medizin als dual zu bezeichnen, erweist sich somit ebenfalls
als problematisch. Wenn man sich dann weiter umschaut, was
es noch für Begriffe gibt, die eine enge Zusammenarbeit zwischen Methoden der inneren Selbstheilung und solchen einer
kausalen, äußeren Intervention beschreiben könnten, dann
stößt man auf »kooperativ«. Das nun kommt dem angestrebten
Ziel schon näher. Hier geht es konkret um das Verhältnis der
beiden Bereiche, und dieses zielt auf eine Zusammenarbeit ab.
Genau dies soll ja auch in dieser Form von Medizin angestrebt
werden. Eine Kooperation ist das zweckgerichtete Zusam-
menwirken zweier Bereiche (ob Personen oder Systeme) mit
gemeinsamen Zielen. Aber das ist auch bei der bekannten
komplementären und integrativen Medizin der Fall. Zudem ist
der Begriff »kooperativ« heute so geläufig und in allen Bereichen verwendet, dass mit »kooperativer Ganzheitsmedizin«
nichts wesentlich Neues in Verbindung gebracht werden wird.
Vielleicht sollte ein neues Konzept ja auch einen neuen Begriff
einführen.

Es gibt aus dem Griechischen ein Wort, das – allgemein
wenig bekannt und gebraucht – das Verhältnis von äußerem
und innerem Arzt in der Medizin wohl am klarsten zum Ausdruck bringen kann: dyadisch. Übersetzt heißt *dyas* »Zweiheit«
und entspricht damit in etwa dem lateinischen *dualis*. Heute
wird dyadisch meist in der Soziologie und der Psychologie verwendet. Dort bezeichnet es eine intensive Zweierbeziehung,
zum Beispiel bei Paaren oder in der Mutter-Kind-Verbindung.
Kennzeichnend für eine solche Dyade ist, dass die beiden Personen wechselseitig aufeinander bezogen sind, ihre Aktionen
und Reaktionen sind aufeinander abgestimmt. In diesem Sinne
bilden beide Partner eine Einheit, in der nicht jeder »sein Ding

macht«, sondern beide ein gemeinsames Ziel oder eine gemeinsame Aufgabe haben. Dabei stimmen sie ihre Aktivitäten miteinander ab. Sie sind grundlegend eigenständige Menschen, mit eigenem Denken, Fühlen und Handeln, bringen diese Eigenschaften aber in das Gemeinsame ein. Das Wesen einer Dyade ist somit Kooperation mit wechselseitiger Beeinflussung. Eine gesunde dyadische Beziehung ist grundsätzlich offen für das Gegenüber und ist auch bereit, sich durch die gegenseitige Wechselwirkung im eigenen Denken, Fühlen und Handeln zu verändern. Auf die Medizin übertragen, ergibt sich ein Bild, das einen eindeutigen Gegenentwurf zum ausgrenzenden, absolutistischen und monopolistischen Medizinmodell der Skeptiker darstellt: Es entsteht eine Dyade zwischen Methoden, die Impulse zur Aktivierung der inneren Selbstheilungskräfte setzen, und Methoden, die spezifische Interventionen von außen anwenden, um auf kausalem, klar beschreibbarem Weg (meist chemisch, physikalisch oder mechanisch) vorherbestimmbare Wirkungen zu entfalten. Diese Dyade der Methoden gliedert sich ein in die, in der Medizin schon immer bekannte, aber erst in letzter Zeit deutlicher in den Vordergrund gerückte Dyade der Arzt-Patienten-Beziehung. In der einen Dyade geht es um die partnerschaftliche Verbindung der beteiligten Verfahren, in der anderen um eine solche der beteiligten Personen. (siehe Abb. 1)

Die Arzt-Patienten-Dyade ist das kleinste, aber wohl zentralste Interaktionssystem in der Medizin. Sie hat Vertrauen zur Grundlage und übt mehr Einfluss auf den Behandlungserfolg aus, als bisher angenommen. Obwohl es in ihr immer eine fachspezifisch bedingte Asymmetrie zwischen beiden Beteiligten gibt, ist eine Kommunikation auf Augenhöhe das wichtigste Element, damit sich die Arzt-Patienten-Dyade für den therapeutischen Erfolg letztlich fördernd und nicht hemmend auswirkt. Wichtig ist, dass sich die Patientinnen und Patienten als in den Entscheidungsprozess eingebunden erleben und nach Vermittlung aller relevanten Informationen und Vorschläge eine freie Entscheidung treffen können. Auch wenn

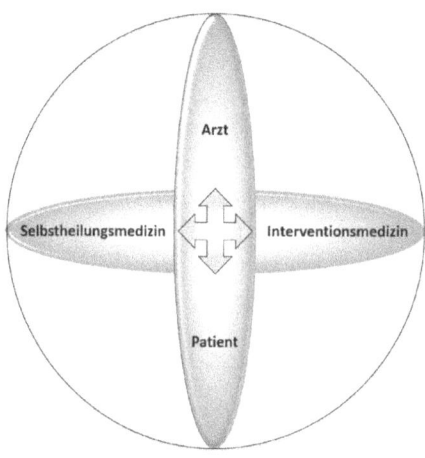

Abb. 1: Modell einer dyadischen Medizin

sich die Medizin ein solch partnerschaftliches Verhältnis zwischen Arzt und Patient inzwischen zum Ziel gesetzt hat, gibt es zwischen Anspruch und Wirklichkeit auch heute noch große Lücken. Das liegt nicht immer an der ärztlichen Seite. Oft bringen die Kranken ein unbewusstes »Sag, was ich machen soll« mit in die Sprechstunde, und fühlen sich mitunter überfordert dabei, den Entscheidungsprozess über ihre Therapie zumindest mitzubestimmen.

In der Bewertung der Arzt-Patienten-Dyade dürfte es zwischen dem Medizinmodell der Skeptiker und dem hier vorgestellten dyadischen Konzept kaum Unterschiede geben. Die in den letzten Jahren immer deutlicher erkennbare Veränderung von der paternalistischen zur partizipativen Deutung des Arzt-Patienten-Verhältnisses will auch kein Skeptiker und Homöopathiegegner rückgängig machen. Dennoch wird den Patienten das dyadische System naturgemäß mehr Wahlmöglichkeiten für die Konzeption ihrer Therapie bieten können. Bestimmte Teile potenzieller Therapieangebote sind ja im Skeptiker-Modell grundsätzlich ausgeschlossen. Wer besonderen Wert auf eine komplementärmedizinische (Mit)Behandlung legen möchte, wird hier nicht fündig werden. Auch birgt das streng rationalistische Konzept die Gefahr, doch wieder in Richtung Paternalismus zurückzuschwingen, wo von ärztlicher Seite klar bestimmt wird, welche Verfahren aus medizinischer Sicht zulässig und welche es nicht sind. Dann geben die Ärztin oder der Arzt klar vor, was wissenschaftlich akzeptiert und somit für die Kranken das Beste ist. In diesem Fall hängt aber die Arzt-Patienten-Dyade doch ziemlich schief.

Die Stärkung der Arzt-Patienten-Beziehung ist nicht das entscheidend Neue, das eine dyadische Medizin bietet. Ohne Vorbild ist vielmehr, dass es eine enge und partnerschaftliche Beziehung auch zwischen sehr unterschiedlichen (in ihren Vorstellungen und Handlungen ja teilweise sogar konträren) Heilverfahren geben soll. Es wird erstmals anerkannt, dass die selbstregulierenden Mechanismen im Organismus eine tragende Säule der Medizin sind. Hier anzusetzen, wird als zunächst vordringlicher Schritt in der Therapie angesehen, und – soweit nach sorgfältiger fachlicher Prüfung möglich – entsprechend gehandelt. Diesem Ansatz gleichwertig zur Seite steht die heute allgemein übliche interventionistische Schulmedizin mit ihren spezifischen und hochwirksamen Therapien und Eingriffen. Sie werden dann zielgerichtet eingesetzt, wenn sie notwendig sind. Beide Bereiche gehen Hand in Hand und koordinieren ihr Vorgehen in jedem Einzelfall. In jedem Krankheitsfall wird ein Therapiekonzept erstellt, das Elemente aus beiden Disziplinen enthält. Im Idealfall betreut eine Ärztin oder ein Arzt jeden Kranken als »ärztlicher Lotse« und koordiniert die therapeutischen Maßnahmen. Dazu muss er umfassend und breit geschult sein, und über alle Möglichkeiten einer Regulation, sowohl über die Schiene des inneren Arztes als auch über den äußeren Arzt, informiert sein. Eine zentrale Rolle spielt dabei die Patientenaufklärung, die über die Möglichkeiten der aktiven Selbsthilfe informieren und individuelle Wege aufzeigen soll, wie die Kranken selbst die in ihnen angelegte Selbstheilungskraft anregen, und somit an ihrer Genesung mitwirken können.

Dieser Ansatz kann von ärztlicher Seite auch an geschultes Fachpersonal delegiert werden. Ungeachtet dessen, sind alle Formen der modernen Diagnostik uneingeschränkt und konsequent einzusetzen.

Allerdings müssen wir auch eines sehen: Das hier nur skizzenhaft dargestellte Modell einer dyadischen Medizin bringt Neues, ist aber an sich nicht neu. Es hat schon immer Beschreibungen von Konzepten gegeben, die eine Kooperation aller Bereiche der Medizin, auch der unkonventionellen, gefordert haben. Meist gingen sie von den bekannten Begriffen »komplementär« oder »integrativ« aus. Dieses Modell ist in seinen Forderungen und Ansätzen nicht viel anders, beschreibt aber einen anderen Rahmen. Es unterscheidet nicht mehr zwischen wissenschaftlich anerkannten und nicht anerkannten Methoden von Schul- und Alternativmedizin, sondern orientiert sich an der Wirkungsrichtung einer therapeutischen Maßnahme. Es fragt in erster Linie danach, woher die Wirkung einer Therapie kommt, ob von außen oder von innen, ob durch Eingriffe, deren Wirkung bekannt und kausal definiert sind, oder durch Impulse, die die eigenen Regulationskräfte im Organismus auf den Plan rufen. Zwar werden die Maßnahmen der Schulmedizin heute in der Regel über den äußeren Arzt wirksam sein, und jene der alternativen Heilverfahren mehr an den Selbstheilungskräften ansetzen, doch ist diese Trennung nicht in Stein gemeißelt. Auch in der Alternativmedizin und Naturheilkunde gibt es Therapien, die einen äußeren, pharmakologischen oder physikalischen Ansatz verfolgen. Jeder Kräutertee gehört zum Arbeitsgebiet des äußeren Arztes, wenn seine Wirkung über pharmakologisch klar definierte Inhaltsstoffe geht. Auch wenn die Selbstheilungskräfte in der modernen Schulmedizin als konkrete Größe noch keine Rolle für die Therapie spielen, so ist doch nicht auszuschließen, dass künftige wissenschaftliche Erkenntnisse Intervention über diese Schiene möglich machen, um das »Programm der Selbstheilung« gezielt anzustoßen. Die Trennung in die beiden Wirkbereiche außen und innen geht also nicht exakt entlang der Demarkationslinie von Schul- und Alternativmedizin.

Man wird diesem Modell sicher vorwerfen, es ignoriere die Evidenz in der Medizin, die anhand klinischer Studien eindeutig belegen könne, was wirksam und was unwirksam ist. Dass dieser Teilung (die der zentrale Aspekt des Medizinmodells der Skeptiker ist) ein Denkfehler zugrunde liegt, hatten wir schon angesprochen: Klinische Studien können die Wirksamkeit eines Arzneimittels im Vergleich zu Placebos beweisen, sagen aber nichts darüber aus, ob es im konkreten Behandlungsfall auch tatsächlich wirksam ist. Die alleinige Ausrichtung am wissenschaftlichen Wirkungsnachweis reicht nicht aus, um Arzneimittel oder Therapien letzt- und damit endgültig in *individuell* wirksam oder unwirksam zu unterscheiden. Was von jeder medizinischen Richtung stets anerkannt wurde, und damit als allgemeingültig gelten kann, ist aber die Tatsache, dass Lebewesen (ob Pflanze, Tier oder Mensch) die Fähigkeit besitzen, Störungen, Dysfunktionen oder Krankheiten von sich aus zu regulieren. Diesen unstrittigen Faktor zum zentralen Ansatz einer künftigen Medizin zu machen, ist nur folgerichtig – und angesichts der vielfältigen Probleme, mit denen die Medizin inzwischen zu kämpfen hat, auch dringend notwendig. Wichtig zu wissen ist: Die Evidenz (also der Wirkungsnachweis) bleibt für die Medizin unangetastet, gilt also auch für eine dyadische Medizin. Es wird nur notwendig werden, für jeden der beiden Bereiche eine eigene Beschreibung zu finden, wie die Evidenz jeweils erbracht werden soll. Kontrollierte Doppelblindstudien als Voraussetzung für *jede* Form medizinischen Handelns festzuschreiben, wird hier nicht funktionieren.

Das Modell einer dyadischen Medizin lässt sich natürlich auch fehlinterpretieren, indem man einwendet, es wolle immer zuerst »sanfte Methoden« für die Selbstheilungskräfte einsetzen und erst dann, wenn diese nicht wirkten, zu einer »richtigen« Therapie übergehen. Dieses Argument kennen wir aus der Auseinandersetzung um die Homöopathie. Ihre Gegner werfen den Homöopathen ja vor, sie würden die Patienten in Gefahr bringen, indem sie es immer zuerst mit

Globuli probierten, wodurch wertvolle Zeit für eine »tatsächlich wirksame« Behandlung verginge. Aber dieser Vorwurf greift ins Leere. Eine klar definierte Reihenfolge (zuerst über den inneren Arzt, dann erst über den äußeren) gibt es nicht, sie wäre auch in der Tat widersinnig und im Einzelfall sicher auch potenziell gefährlich. In einer dyadischen Medizin würde zu Beginn *immer* eine ärztliche Einschätzung stehen, wie die ersten Schritte in Diagnostik und Therapie auszusehen haben. Was es sicher nicht geben wird, ist der automatische Griff zum Rezeptblock nach dreiminütiger Sprechstunde. Das ist heute oft Alltag, kann aber mehr Probleme mit sich bringen, als dass es den Patienten hilft. Im dyadischen Konzept käme dem Hausarzt und der Hausärztin als »ärztliche Lotsen« eine besondere Bedeutung zu. Sie müssten so ausgebildet sein, dass sie in der ersten Konsultation sicher abklären können, ob sofort Interventionen über Medikamente oder Eingriffe notwendig sind, ob Verfahren aus dem Bereich der unkonventionellen Therapien im Augenblick hilfreich sein können, oder ob man ein paar Tage einfach beobachtend abwarten kann. Dazu müsste die Ausbildung gerade der Hausärzte viel mehr in die Breite gehen und das Abklären, wie die ersten medizinischen Schritte aussehen sollten, intensiv geschult werden.

Ebenso bedeutsam für eine Beurteilung des Konzepts einer dyadischen Medizin ist die Tatsache, dass in dieser Medizin die Schulmedizin nur scheinbar zurechtgestutzt wird. Sicher: Sie verliert etwas, muss etwas abgeben – aber das ist nichts Substanzielles, es handelt sich lediglich um den Alleinvertretungs- und Monopolanspruch für die *ganze* Medizin. In ihrem Bereich hat sie weiterhin »die Hoheit«. Hier bestimmt nur sie (und damit die Naturwissenschaft) die Regeln und niemand wird ihr die alleinige Zuständigkeit darüber streitig machen können (und auch nicht dürfen). Das bringt auch Vorteile mit sich, indem es Freiräume schafft. Indem nicht jeder Erkältungsschnupfen und jedes Bauchgrimmen in ihr Ressort fällt, eröffnen sich Möglichkeiten, sich mehr auf das zu konzentrieren, für das die moderne Schulmedizin allein zuständig und dringend gebraucht wird. Dieses System bringt vor allem für die Patienten einen Gewinn: Sie werden als Ganzheit wahrgenommen, und die notwendigen medizinischen Handlungen orientieren sich an ihnen als Person auf all ihren Ebenen. Im Vordergrund steht immer, die in jedem Menschen angelegte Fähigkeit zur Selbstregulation auf körperlicher wie seelisch-geistiger Ebene anzuregen. Gleichzeitig können sich die Kranken darauf verlassen, dass ihnen die modernste Diagnostik und Therapie zur Verfügung steht und sie sich für diese entscheiden können, wenn es die Situation erfordert. Was spricht dagegen, sich für eine Weiterentwicklung der Medizin in eine solche Richtung stark zu machen?

Wie gesagt: In ihrem Anliegen und ihrer Zielsetzung ist eine dyadische Medizin nicht neu. Als Vision wurde sie schon oft von verschiedenen Autoren beschrieben. Wenn man sich in der Medizin umschaut, wird man allerdings feststellen, dass es eine medizinische Richtung gibt, die die Ideen des beschriebenen Konzepts schon seit Jahrzehnten praktisch umsetzt. Sie ist recht verbreitet, wird aber von vielen Rationalisten als esoterisch und damit unseriös abgetan: die Anthroposophische Medizin. Rudolf Steiners Ideen mögen vielen abgehoben und als »vergeistigte Spinnerei« erscheinen, und natürlich kann man über die anthroposophische Weltsicht streiten. Die in der Anthroposophie beschriebenen geistigen Welten erscheinen manchen als neoromantisches Revival längst überwundener Anschauungen, andere sehen in ihr eine unwissenschaftliche Glaubens- und Heilslehre, die als »Einstiegsdroge in eine organisierte Weltflucht« dienen kann. Gerade die Skeptiker sind der Anthroposophischen Medizin gegenüber ausgesprochen hart und kompromisslos: Wer Ideen von Wiedergeburt und Karma vertrete, habe in der modernen Medizin rein gar nichts verloren, schließlich seien die Zeiten von Voodoo vorbei, so ihr eindeutiges Resümee über die Steiner'sche Lehre.

Solche Einschätzungen bringen aber nicht weiter, stehen sie doch auf einer Stufe mit Behauptungen wie Globuli seien gefährliche Zuckerkügelchen, die die Menschen nur von richtiger Medizin fernhalten. Es geht grundsätzlich nicht darum, welcher Art die Überzeugungen sind, aus denen heraus man etwas tut, sondern um die Qualität dessen, was getan wird. Man muss die anthroposophische Weltsicht nicht teilen, wenn man die Ergebnisse der praktischen Umsetzung der Anthroposophischen Medizin als Vorbild betrachtet.

In der Anthroposophischen Medizin findet man ein dyadisches Verhältnis der verschiedenen Therapierichtungen (einschließlich solcher aus der Schulmedizin) schon weitgehend verwirklicht – und das auf ganz verschiedenen Ebenen des medizinischen Betriebs: in Kliniken, Klinikambulanzen, Praxen, speziellen medizinischen Versorgungszentren oder sogenannten »Therapeutika«, einem Zusammenschluss von Ärzten und nichtärztlichen Therapeuten zur Betreuung einzelner Patienten, einschließlich der ambulanten Pflege. Die konventionelle Medizin wird dort, wo sie notwendig und sinnvoll ist, sehr geschätzt und ohne Abstriche auch eingesetzt. Anthroposophische Kliniken verfügen über modernste Diagnose- und Therapieeinrichtungen – und doch legen sie in erster Linie Wert darauf (getreu der Vorgabe des Paracelsus), in jeder Phase der Therapie den inneren Arzt zu unterstützen, um einer »Heilung von innen« Raum zu schaffen. Eine dyadische Medizin muss das Rad nicht völlig neu erfinden. Das, was die Anthroposophische Medizin für sich macht, könnte (zumindest in Grundzügen) ein Vorbild für die gesamte Medizin sein, in der alle Beteiligten prinzipiell als Partner angesehen werden, die aufeinander abgestimmt tätig sind. Dann würde der Dienst an der Heilung kranker Menschen unangefochten das höchste Anliegen sein, und nicht das Beharren auf wissenschaftlich-weltanschaulichen Grundvoraussetzungen, die zu Dogmen degenerieren und dann unweigerlich zu Konflikt und Spaltung führen.

Die klare Trennung und gleichzeitig enge partnerschaftliche Zusammenarbeit der beiden Bereiche würde auch die Frage nach der Einordnung der medizinischen Berufe in dieses System berühren. Die heute übliche Gliederung in Ärzte und medizinische Assistenzberufe müsste zumindest in Teilbereichen überdacht werden. Ideal wäre eine Aufteilung in Therapeuten für den Bereich medizinische Intervention (äußerer Arzt) und solche für den Bereich Selbstheilung (innerer Arzt). Wenn es eine eigene Disziplin der »Fachtherapeuten für Selbstheilmedizin« gäbe, würde sich das heute bisweilen anzutreffende Kompetenzgerangel sicherlich entschärfen. Das beträfe insbesondere den Beruf des Heilpraktikers, über den zunehmend diskutiert wird und den nicht wenige abgeschafft sehen wollen. Es ist davon auszugehen, dass die Politik hier gesetzliche Änderungen durchsetzen dürfte. Nach dem Modell der dyadischen Medizin wären die Heilpraktiker eigentlich die Fachleute für die Aktivierung der Selbstheilungskräfte (zumindest für jenen Teil, der über wissenschaftlich nicht anerkannte Heilmethoden läuft). Sie wären (zusammen mit anderen Assistenzberufen) für den Bereich des inneren, die Ärzte der heutigen Schulmedizin für den äußeren Arzt zuständig. Dann müsste man die Rahmenbedingungen für den Beruf des Heilpraktikers sicher neu definieren, Kompetenzen klar zuordnen und die Zulassungsbedingungen neu regeln. Heilpraktiker müssten sicher Einschnitte ihrer beruflichen Freiheiten in Kauf nehmen, würden dann aber zum allseits anerkannten und für notwendig erachteten Teil der Medizin werden.

Das alles klingt gut und scheint erstrebenswert zu sein (solange man sich nicht zur Skeptikerbewegung zählt, die ja jedes Zusammenarbeiten der Schulmedizin mit unkonventionellen Methoden grundsätzlich ablehnt). Doch wir sollten realistisch sein: Ein Umsetzen dieser Idee für die ganze Medizin wird es in absehbarer Zeit wohl nicht geben. Das wird jedoch nicht an den Aktionen und Kampagnen der Skeptiker gegen die Alternativmedizin liegen, das hat gewichtigere Gründe. Und diese liegen im heutigen Gesundheitssystem und seinen Verknüpfungen mit der Wirtschaft. Würde das vorgestellte Medizinmodell Wirklichkeit werden, hätte das gravierende Konsequenzen für viele im Medizinbetrieb tätige Akteure. Und diese wären für manche von ihnen nicht unbedingt von

Vorteil. Insbesondere die, die umso mehr Geld verdienen, je mehr Kranke es zu behandeln gibt, müssten mit nicht unerheblichen finanziellen Einbußen rechnen. Wenn die Vorgabe nicht mehr gilt: Wo etwas gesundheitlichen Normen nicht entspricht, wird konsequent diagnostiziert beziehungsweise therapiert, dann dürften die Alarmglocken in den Chefetagen von Pharmakonzernen und Herstellern medizinischer Geräte schrillen. Wenn in der Medizin der Weg über die Selbstheilungskräfte der zunächst primäre wird, dann dürfte das für sie den Super-GAU darstellen. Wir müssen der Situation klar ins Augen sehen: Medizin wird heute nicht anders verwaltet als beispielsweise die Automobilindustrie. Es geht um Bedarf und Nachfrage. Überspitzt könnte man sagen: Mehr Umsatz macht man nur, indem man die Nachfrage steigert. Automobilhersteller präsentieren dazu immer neue Modelle, die Global-Player im Gesundheitswesen neue Krankheiten (oder niedrigere Grenzwerte für Blutdruck oder Cholesterin – oder indem man eine Trauer nach dem Verlust eines nahen Angehörigen, die länger als vier Wochen anhält, zur therapiebedürftigen Depression erklärt).

Dabei hätte es für die meisten anderen Beteiligten nur Vorteile, gelänge eine Umkehr von der Soforttherapie einer jeden Art von Gesundheitsstörung mittels Medikamenten hin zur primären Förderung der inneren Selbstheilmechanismen:

In erster Linie würden die Patienten davon profitieren. Man würde sie zunächst nur dann mit den heute schulmedizinisch üblichen Maßnahmen und Arzneien behandeln, wenn es auch wirklich erforderlich wäre. Ansonsten bestünde die therapeutische Intervention »lediglich« in einer Aktivierung der in ihnen angelegten Selbstheilungskräfte – egal, ob über gezielte Placebobehandlung oder mit Methoden der sogenannten Alternativmedizin. Für deren Einsatz wird es unerheblich sein, ob sie »nur« als Placebo wirksam sind oder doch einen bisher nicht bekannten Wirkmechanismus enthalten. Was potenziell wirksam sein kann, gehört zum Spektrum der therapeutischen Möglichkeiten. Wenn der Einsatz pharmakologischer

Produkte nicht (wie heute oft üblich) Standard ist, dann sinkt für die Patienten auch die Gefahr, durch mögliche Nebenwirkungen zu Schaden zu kommen. Gleichzeitig müssten sie auf nichts verzichten. Die ganze Palette diagnostischer und therapeutischer Maßnahmen auf höchstem wissenschaftlichem und technischem Stand stünde ihnen jederzeit und in vollem Umfang zur Verfügung.

Auch der Kliniksektor würde entlastet. Wenn es gelingt, viele Beschwerden über das Aktivieren der Selbstheilungskräfte abzufangen, müssten auch weniger stationäre Behandlungen durchgeführt werden – ebenso weniger (mitunter unnötige) Operationen, die möglicherweise weitere Probleme für die Patienten mit sich brächten. Weniger Patienten bedeuten weniger Arbeitsüberlastung auf ärztlicher wie pflegerischer Seite. Man könnte sich intensiver um jene Patienten kümmern, bei denen eine stationäre Diagnostik oder Therapie tatsächlich notwendig und aus medizinischer Sicht zweifelsfrei erforderlich ist.

Die hier vorgestellte dyadische Medizin hätte aber nicht nur medizinische, sondern auch ökologische Auswirkungen. Konventionelle Arzneimittel sind Produkte der Pharmaindustrie und enthalten chemische Substanzen. Diese Aussage ist so banal wie richtig und wird von Verfechtern von Globuli & Co. oft als wichtiges Argument vorgebracht, um sich als natürliche und unschädliche Alternative anzubieten. Da ist etwas dran, doch sind auch die Hersteller alternativmedizinischer Arzneimittel Teil der Pharmaindustrie – und sie wollen nicht weniger Gewinn machen als zum Beispiel *Bayer*, *Novartis* oder *Pfizer*. Dass konventionelle Medikamente Nebenwirkungen haben können, ist systembedingt. Da muss eine gewissenhafte Balance zwischen Nutzen und Risiko gefunden werden, was durchaus eine Herausforderung sein kann. Es ist gewiss davon auszugehen, dass Ärztinnen und Ärzte hierbei umsichtig vorgehen. Ein anderer Aspekt des »Chemie-Arguments« wird allerdings kaum beachtet: Betablocker, Blutdrucksenker und Chemotherapeutika werden industriell produziert und bei erkrankten Menschen und Tieren angewendet. Sobald dies geschieht, gelangen sie ins Ökosystem. In unserer üblichen Sichtweise nehmen wir Arzneimittel nur als Substanzen war, die im erkrankten Organismus auf bestimmte Prozesse einwirken, um Krankheiten oder Fehlfunktionen zu überwinden. Haben sie ihre Arbeit getan, entschwinden sie meist aus unserem Bewusstsein. Wer denkt schon daran, dass der Körper seine zuvor eingenommenen Schmerzmittel über Urin und Stuhl wieder ausscheidet und sie so ins Abwasser gelangen? Wenn eine Beschwerde verschwindet, verschwindet nicht gleichzeitig die chemische Substanz, die mich beschwerdefrei gemacht hat. Hat sie meinen Organismus verlassen, liegt meist noch ein langer Weg durch die Natur vor ihr.

Was die Wirkung im Körper angeht, gehören Medikamente zu den am besten untersuchten Substanzen überhaupt. Was ihre Auswirkungen auf die Umwelt anbelangt, weiß man allerdings immer noch viel zu wenig. Vor einigen Jahren machte ein Fall aus Pakistan Schlagzeilen, als mehrere Millionen Greifvögel an einer Vergiftung mit dem Entzündungshemmer *Diclofenac* starben. Der Wirkstoff wurde Rindern verfüttert. Als Geier die Kadaver fraßen, erkrankten sie an einem durch diese Substanz ausgelösten Nierenversagen. Einige der Geierarten standen in der betroffenen Region zeitweise sogar vor dem Aussterben. *Diclofenac* verlässt den Körper zu ca. siebzig Prozent unverändert. Allein in Deutschland liegt der Verbrauch von *Diclofenac* bei 85 Tonnen im Jahr. Dabei ist dieser Wirkstoff nur einer von über 150 pharmakologischen Substanzen, die in der Umwelt nachgewiesen werden. Die häufigsten sind neben *Diclofenac* Blutdrucksenker, Antibiotika, Epilepsiemittel, Betablocker, Schmerzmittel und hormonell wirkende Substanzen.

Zur Umweltbelastung durch Antibiotika wurde im Mai 2019 eine Untersuchung von englischen Wissenschaftlern veröffentlicht. Danach sind Flüsse in 72 Ländern auf allen Kontinenten weltweit stark mit antibiotisch wirkenden Substanzen belastet. In Bangladesch war die Konzentration um das

Dreihundertfache gegenüber dem als unbedenklich oder sicher geltenden Wert erhöht. In Europa war die Donau der am stärksten mit Antibiotika belastete Fluss. Die Wissenschaftler sprachen in diesem Zusammenhang von einem globalen Problem, über das man noch viel zu wenig weiß. Es stimmt, dass die Konzentration der gefundenen Einzelstoffe oft unter einer Grenze liegt, die für den Menschen gefährlich werden könnte. Aber der Mensch ist nur ein kleiner Bestandteil des gesamten Ökosystems, auf das die Arzneimittelrückstände wirken, die womöglich schädlich sind. Und genau dieses Gefahrenpotenzial für die gesamte Umwelt ist noch weitgehend unerforscht. Eigentlich müssten wir genauso darauf bedacht sein, weniger pharmakologische Substanzen in die Umwelt gelangen zu lassen, wie wir weniger Plastikmüll produzieren sollten. Es ist sicher einfacher, auf eingeschweißte Lebensmittel zu verzichten als auf notwendige Medikamente. Dann sollten wir eben da ansetzen, wo es möglich ist: an den Arzneimitteln, die wir einnehmen, ohne dass es dringend erforderlich ist.

Globuli & Co. sind sicher nicht die Lösung für dieses Problem. Schließlich kann man zum Beispiel die Antibabypille nicht einfach durch Schüßlersalze ersetzen. Durch einen vermehrten Einsatz von Therapien, die keine chemischen Substanzen in die Umwelt freisetzen, wäre es jedoch möglich, die Gefahr zumindest einzudämmen. In einer dyadischen Medizin würde der Arzneimittelverbrauch sicher zurückgehen, mit der Folge, dass das Ökosystem entlastet wird. Das zeigt eines: dieses Medizinmodell hat einen Ansatz, der weit über das rein Medizinische hinausgeht. Gerade in einer Zeit, in der uns auf erschreckende Weise vor Augen geführt wird, wie labil die ökologischen Verhältnisse unserer Erde in allen Bereichen doch sind, sollte gerade auch die Medizin (die ja ganz besonders dem Lebendigen und seiner gesunden Ordnung verpflichtet ist) ihren Teil zur Stabilisierung des Ökosystems beitragen.

Zum Schluss:
Von Hasen, Igeln und einem Blick
ins Persönliche

Autorinnen und Autoren stellen ihren Büchern mitunter einen Prolog voran, in dem sie ihre persönliche Ansicht erklären und eigene Erfahrungen mitteilen, die sie zu dem Thema brachten, über das sie sich anschließend auslassen möchten. Aus der Kenntnis dieser eigenen Einstellungen, Erlebnisse und Einsichten heraus, soll das im Buch dann Dargelegte besser verständlich und vor allem überzeugender sein. Ich habe darauf verzichtet – zumindest darauf, das Persönliche an den Anfang zu stellen. Nun möchte ich das aber in einem Epilog nachholen, einem Nachwort also. Ein persönliches Vorwort bringt die oben beschriebenen Vorteile, im Schlepptau aber auch Nachteile. Ein Prolog kann den Leser geneigt machen, das später Gelesene für sich zu akzeptieren. Wenn von persönlichen Erfahrungen berichtet wird, von Gefühlen oder Zweifeln (die vielleicht auch die Leserinnen und Leser kennen), dann ist ein Vorwort ein idealer Türöffner: Hier schreibt jemand aus persönlicher Betroffenheit, gibt mir daraus abgeleitete Empfehlungen für mein eigenes Denken und Handeln, ihr oder ihm kann ich mein Vertrauen schenken. Aus psychologischer Sicht ist ein persönliches Vorwort von Vorteil – für den Autor oder die Autorin vor allem. Nachteil aus Sicht der Lesenden ist, dass man das Buch dann nicht mehr ganz unvoreingenommen lesen kann.

Ich habe Sie also nicht auf den ersten Seiten dieses Buches abgeholt, um Ihnen meine Gedanken und meine Geschichte zu präsentieren. So konnten Sie sich besser ein objektives Bild über das Gelesene machen. Dennoch haben Sie natürlich ein Recht darauf, zu wissen, wer das hier geschrieben hat, wie er zu diesen Gedanken und Vorstellungen kam, und was ihn bewog, dieses Buch zu schreiben. In diesem Schlusskapitel will ich also persönlich mit Ihnen ins Gespräch kommen – auch wenn es natürlich kein richtiges Gespräch ist. Vielleicht kann es ein solches aber inspirieren. Fühlen Sie sich dazu herzlich eingeladen.

Von Beruf bin ich Heilpraktiker – und hier fängt das Problem schon an. Denn das ist aus Sicht der Gegner von Globuli & Co. nicht unbedingt ein Anzeichen von Seriosität – zumindest von nicht wissenschaftlicher. Als ernstzunehmender Diskussionspartner scheide ich aus deren Sicht schon einmal aus. Sie, liebe Leserin, lieber Leser, haben mein Buch nun gelesen. Entscheiden Sie selbst, wie Sie das sehen.

Mit Naturheilkunde und allem, was unter diesem Begriff so alles segelt, kam ich schon sehr früh in Berührung – eigentlich schon während meiner neunmonatigen Zeit im Mutterleib (die nach Ansicht meiner Eltern viel früher beendet worden wäre, hätte ein geheimnisvoller Heiler meiner Mutter nicht irgendwelche »homöopathischen Tröpfchen« gegeben). So mag ich wohl schon damals mit dem alternativen Heilen »geimpft« worden sein. Vielleicht war meine spätere berufliche Entwicklung einfach eine Art Impffolge: Erste Anzeichen davon zeigten sich schon in der Kindheit. Während die anderen Buben einem Lederball nachrannten, den sie unbedingt per Fuß zwischen zwei in die Wiese gerammte Holzstöckchen zu befördern versuchten, streifte ich durch andere Wiesen. Dort wuchsen allerlei Blumen und Kräuter. Welche das waren, und für was man sie als Heilmittel einsetzen konnte, verriet mir ein Buch von Pfarrer Kneipp, das ich bei meinen Streifzügen stets mit mir führte. Diese von zirpenden Grillenchören umrahmten Wiesenaufenthalte kamen alsbald in Konflikt mit den schulischen Zwängen, was mir sehr zu schaffen machte. Als die Grundschule beendet war, hieß es, sich für eine weiterführende Schule zu entscheiden. Als einer der Klassenbesten (irgendwie schaffte ich das in den ersten Klassen), sollte ich natürlich aufs Gymnasium. Doch ich weigerte mich standhaft, was niemand verstehen konnte. Ich wollte auf die Realschule – dort ging die Schulzeit nur bis zur zehnten und nicht bis zur dreizehnten Klasse (ein für mich damals entscheidender Grund). Ich setzte mich durch, und schlich mich irgendwie durch bis zur Mittleren Reife.

Die Zeit um den Schulwechsel herum war ziemlich tiefgreifend. Die Entzauberung der Kindheit hatte mit dem Tod von Christkind und Osterhase schon zuvor ihren Endpunkt erreicht. Es gelang mir aber, mich einem neuen Zauber zu verschreiben. Im Jahr des Schulwechsels landete ich mit Neil Armstrong und Buzz Aldrin auf dem Mond – natürlich nicht wirklich, aber für einen elfjährigen Träumer ausgesprochen wirksam vor dem Fernseher. Kurz darauf traten als Ersatz für Christkind und Osterhase Captain Kirk und Mr. Spock in mein Leben. Besonders der spitzohrige Vulkanier wurde mein Idol. Sein konsequenter Rationalismus und seine bestechende Logik beeindruckten mich – aber nur im Zusammenhang mit seiner eigenartigen Ausstrahlung. Sie war nämlich (für mich zumindest) gar nicht kalt und gefühllos, wie man hätte meinen können. Bei Mr. Spock meinte ich sogar, etwas sehr anrührend Menschliches erkennen zu können. Bald erfuhr ich den Grund: Sein Vater war emotionsamputierter Vulkanier, seine Mutter kam von der Erde. Ohne dass ich es damals benennen konnte, war ich von dieser seltsamen Symbiose – Spock würde sagen: fasziniert. (Heute denke ich, der Riege der Skeptiker täte ein Mr. Spock ganz gut. Doch gäbe es ihn, ich bin mir sicher, er wäre keiner der ihren.) Kurz: Zur Welt der Wiesenkräuter kam die Welt der Sternenfahrer, und zum Kräuterbuch von Pfarrer Kneipp ein Teleskop. Und da mir meine Lehrer mit ihrer Art der Wissensvermittlung weiterhin fremd blieben, ernannte ich die Professoren Heinz Haber und Hoimar von Ditfurth von *ARD* und *ZDF* zu meinen Lehrmeistern. Ebenso Carl Sagan, den US-amerikanischen Astronomen und Schriftsteller (der übrigens in den USA die erste Skeptikerorganisation mitbegründet hatte, diese alsbald aber dafür kritisierte, dass sie

Andersdenkende auf unfaire Weise kritisieren würde). Mit vierzehn vertiefte ich mich in Carl Friedrich von Weizsäckers Büchlein *Gedanken über unsere Zukunft*, während meine Freunde zu dieser Zeit am Kiosk gerade die *Bravo* entdeckten. Nach der Schule ging es zur Ausbildung an die Krankenpflegeschule. Wo ein ähnliches Spiel begann: Wissen wollte ich alles, lernen (im vorgegebenen Stil) aber nicht. Kurz: Ich schmiss hin und begann mit knapp zwanzig eine Heilpraktikerausbildung. Das sagte mir nun schon mehr zu. Dennoch blieb ich einem eher »autodidaktischen Bildungsweg« treu.

Während meiner Ausbildung befielen mich im Frühjahr 1978 heftige Schmerzen im linken Bein, hauptsächlich vom hinteren Oberschenkel bis zum Fuß ziehend. Typisch Ischias, dachte ich, und probierte mal die an der Schule gelehrten Techniken aus, ließ mir Nadeln stechen, »biologische Spritzen« setzen, osteopathische Sitzungen über mich ergehen – leider half nichts. Der Arzt tippte auch auf Ischias und wollte einen Bandscheibenvorfall ausschließen. Ein Röntgenbild erbrachte keinerlei pathologischen Befund. Inzwischen waren drei, vier Wochen vergangen, und an dem Krankheitsbild änderte sich nichts. Da dachte ich, es doch mal mit der Homöopathie zu probieren. So machte ich mich selbst daran, das passende Mittel zu finden, analysierte mein Beschwerdebild und suchte nach dem sogenannten »Simile«, dem passenden Homöopathikum. Das tat ich nach der sogenannten Repertorisationsmethode der klassischen Homöopathie. Es standen einige Mittel zur Auswahl, und ich tat mich schwer, eines auszuwählen. So besorgte ich mir die vier Mittel, die im Auswertungsbogen oben standen, und versuchte eines nach dem anderen. Das mit den meisten Übereinstimmungen nahm ich als Erstes ein, in einer vergleichsweise tiefen, also nicht hoch verdünnten Potenzstufe, dreimal täglich. Nichts tat sich. Nach einer Woche ging ich zum nächsten Mittel über. Die gleiche Prozedur, das gleiche Ergebnis: keinerlei Effekt. Inzwischen litt ich seit gut sechs Wochen unter diesen komischen Schmerzen, und ich erhoffte mir nicht mehr allzu viel Hilfe. Dann versuchte ich das dritte der ausgewählten vier Mittel. Und da geschah etwas Überraschendes: In dieser Nacht waren die Schmerzen erstmals deutlich zurückgegangen (in den Nächten waren sie sonst besonders schlimm). Am nächsten Tag kamen sie nochmal verstärkt, um in der folgenden Nacht fast völlig zu verschwinden. Nach zwei Tagen also hatten sich die Schmerzen in Luft aufgelöst – und sie kamen seither auch nicht mehr wieder. Das ist jetzt über vierzig Jahre her.

Heute kann mir Natalie Grams (wissenschaftlich exakt?) erklären, was da so »Wundersames« abgelaufen ist. Es sei der Faktor Zeit gewesen (irgendwann wird's halt mal besser), oder aber: Placeboeffekte können eben zu ganz unterschiedlichen Zeitpunkten auftreten. Interessant. Das mag sein, aber auch dann, wenn die allgemein anerkannten Voraussetzungen dafür gar nicht oder nicht mehr gegeben sind? Es gab kein tolles Setting mit langem, einfühlsamem Gespräch (höchstens nervende Selbstgespräche) und nach all den Misserfolgen auch keine hohe Erwartungshaltung mehr. Warum verhielt sich »mein« Placeboeffekt so undiszipliniert, erst beim dritten Mittel einzutreten, und nicht gleich zu Beginn, als meine Psyche sicher gut auf ihn vorbereitet war? Zudem kam der Erfolg prompt nach dem ersten Einnehmen des dritten Mittels und nach zwei Tagen war das Problem vollständig und für immer gelöst. Eine Menge ungewöhnliche Voraussetzungen für einen Placeboeffekt, möchte ich meinen.

Wie dem auch sei: Ich war jedenfalls fasziniert und wollte die Sache mit den Globuli intensiver studieren, als man das an der Schule machte. So besuchte ich Ausbildungskurse bei einem damals hoch angesehenen klassisch-homöopathischen Arzt in München. Die waren interessant, die Sache aber kompliziert. Wie ist die Anamnese zu gestalten? Welche Symptome sind nun die wichtigsten? Welche Potenz gibt man denn? Wie ist das mit der Erstverschlimmerung? Und Kaffee darf man wirklich nicht mehr trinken? Ich war schon immer ein kritischer Geist und stieß mich – gewollt oder ungewollt – an jeder Ungereimtheit, die mir in den Weg kam. Nun waren es eben homöopathische. Interessanterweise hatte ich mit der Tatsache, dass in homöopathischen Mitteln kaum bis nichts mehr drin ist, keinerlei Schwierigkeiten. Das war mir längst bekannt und konnte meine Skepsis nicht wecken. Ich war katholisch aufgewachsen und sozialisiert, da war der Glaube an Sachen, in welchen nichts drin ist, kein Problem. Für mich gab es schwerere Brocken, die mir einfach nicht den Schlund hinunter wollten, so sehr ich mich auch mühte. Die Arzneimittelbilder zum Beispiel.

Kommt eine Patientin mit Schmerzen im rechten Knie, so ist das Erste, was ich fragen soll, wie sie den Schmerz empfindet. Sie muss lange überlegen und sagt dann (nachdem ich ihr Beispiele wie drückend, ziehend, bohrend gegeben habe): ziehend. Dieses Symptom haben fast einhundert homöopathische Mittel. Hätte sie bohrend gesagt, sind es weniger, bei drückend wieder ein paar mehr – vor allem aber: Es sind häufig ganz andere Mittel. Was, wenn die Patientin statt ziehend einfach drückend gesagt hätte, nur damit ich zufrieden gewesen wäre und nicht mehr weiter bohrte? Kann ich sicher sein, dass sie ihren Schmerz ebenso als ziehend empfindet, wie die Prüfer der homöopathischen Mittel? Diese Fragen trieben mich um. Aber auch, wie man zu den Arzneibildern in der Homöopathie gekommen ist.

Um herauszufinden, welche Symptome ein Mittel (nach dem Prinzip der Ähnlichkeit) hervorruft, prüft man in der Homöopathie die Mittel an gesunden Prüfern und notiert die dabei erscheinenden Symptome. So ist Hahnemann vorgegangen und so machen es auch heutige Homöopathen bei Arzneiprüfungen. Nur: Weiß man, ob die Prüfer wirklich gesund sind? Sind sie nicht ganz individuelle Personen, deren Eigenheiten mit in die Prüfung einfließen? Welche Symptome erzeugt ein und dasselbe Mittel bei einem Prüfer, der frisch verliebt ist, welche bei einem, der in einer finanziellen Krise steckt? Kann man sicher sein, dass es gerade das homöopathische Mittel war, das ein Symptom erzeugte, oder nicht doch etwas ganz anderes? Die meisten Arzneimittelbilder, auf denen die homöopathischen Arzneien aufbauen, wurden nicht verblindet geprüft. Was für eine Aussagekraft können sie dann haben?

Das liest sich nun wie eine Kurzzusammenfassung des kritischen Buches *Homöopathie neu gedacht* von Natalie Grams. Genau solche Fragen stellt sie dort auch. Ihr kamen sie aber erst nach jahrelanger Praxistätigkeit, mir schon während der Ausbildung. Eigentlich müsste ich heute ein überzeugter Fan von ihr sein. Ein Fan ihrer kritischen Fragen vielleicht – ein Fan ihrer Schlussfolgerungen ganz und gar nicht. Wer dies als Skeptiker liest, wird das überhaupt nicht nachvollziehen können. Das verstehe ich gut. Die Welt des Lebendigen ist paradox – das scheint das einzig Logische an ihr zu sein. Grams' Fragen stelle ich mir auch (noch heute), das von ihr vorgestellte Erklärungsmodell für die nicht zu widerlegenden Heilerfolge durch Homöopathie überzeugt mich aber in keinster Weise. Alles, was seit über zweihundert Jahren im Bereich der Homöopathie an Heilerfolgen beobachtet werden kann, einzig und allein auf Placebo & Co. zurückzuführen, erscheint mir rundweg unplausibel.

Das Weitere mache ich kurz: Ich praktizierte anschließend eine kurze Zeit lang klassisch homöopathisch, mit – sagen wir mal – bescheidenem Erfolg. Natalie Grams hat in ihrer Zeit als Homöopathin, wie sie behauptet, schwere Angstzustände und Depressionen verschwinden sehen und sogar das Zurückgehen bösartiger Karzinome. Davon war ich weit entfernt. Hätte ich auch nur einen einzigen solchen Fall mit Homöopathie geheilt, man hätte mir die Bude eingerannt. Dazu kam es nicht. Nach einiger Zeit musste ich einsehen, dass die Globuli wohl doch nichts für mich sind, und wandte mich anderen Verfahren zu, zu denen ich einen besseren Bezug fand. Natalie Grams und ich stehen uns also näher, als man meinen mag: Wir lieben das kritische Denken und beide haben wir uns von der Homöopathie verabschiedet. Völlig konträr ist jedoch unsere heutige Einstellung dieser Heilmethode gegenüber. Während Homöopathie für Natalie Grams schlicht Humbug und Scharlatanerie ist und aus der Medizin eliminiert werden müsse (möglichst schnell und vollständig), sehe ich in ihr eine wissenschaftliche Anomalie, die es wert ist, weiter erforscht zu werden. Was für mich auch für viele andere Heilverfahren gilt, die von den Skeptikern angegriffenen werden. Ist man mit solch einer Einstellung schon »esoterisch kontaminiert« und ein Verfechter eines »Zuckerkügelchen-Voodoos«? Glaubt man damit an Märchen?

Apropos Märchen: Kennen Sie die Fabel *Der Hase und der Igel*? Falls nicht, Sie können sie bei den Gebrüdern Grimm nachlesen. Sie passt als Schlusspunkt, so meine ich, ganz wunderbar. Grob zusammengefasst geht sie so: Einmal macht sich der Hase über die krummen Beine des Igels lustig. Daraufhin fordert der Igel den Hasen zu einem Wettrennen auf. Siegessicher willigt der Hase ein. Als das Rennen beginnt, läuft der Igel nur wenige Schritte und kehrt dann um. Am Ziel aber steht seine Frau, die dem Igel zum Verwechseln ähnlich sieht. Als der Hase ankommt, ruft sie diesem fröhlich zu: »Ich bin schon da!« Der Hase ist konsterniert, ist es doch vollkommen unmöglich, dass ein Igel schneller laufen kann als ein Hase. So fordert er einen zweiten Versuch. Das Spielchen wiederholt sich in gleicher Weise viele Male und der Hase (wen wundert's?) versteht die Welt nicht mehr. Das Märchen spricht von 73 Läufen, die »die beiden« absolviert hätten. Beim 74. sei der Hase tot umgefallen.

Ich denke, hier Analogien zu unserem Thema zu finden, ist nicht schwer. Der Hase sind die Skeptiker, der Igel die Homöopathen und ihre alternativmedizinischen Freunde. Dass die Fabel damit beginnt, dass der Hase sich über die Beine des Igels lustig macht, passt nur zu gut ins Bild, ebenso, dass er sich sicher sein kann, das Rennen zu gewinnen. Wie soll es auch möglich sein, dass ein Igel schneller laufen kann als ein Hase. Das widerspräche sowohl Wissenschaft als auch Logik. Und richtig, er ist gewiss schneller als der Igel – verliert das Rennen aber doch. Weil es eben kein Rennen ist. Alle wissenschaftlichen Erkenntnisse über die Physiologie der Hasen- und Igelkörper hat er auf seiner Seite, sie nützen ihm aber nichts. Der Zweikampf findet auf einer ganz anderen Ebene statt. Das Märchen lässt den Igel sagen: »Der Hase läuft in seiner eigenen

Furche und ich in meiner.« Die Skeptiker wittern sogleich Betrug. Und ist es das nicht auch? In der Einleitung der Fabel schreibt der Autor selbstironisch: »Diese Geschichte ist lügenhaft zu erzählen, Jungens, aber wahr ist sie doch ...« Denn: »Wahr muss sie sein, sonst könnte man sie ja nicht erzählen.« Gewiss, das ist zu viel für rationales Denken. Aber es gibt den entscheidenden Hinweis, wie wir die Alternativmedizin und ihre Wirkungen einschätzen sollten:

Es geht nicht darum, auf welchem Wege wir zur Heilung kommen, sondern allein darum, *dass* wir dorthin gelangen. Nur einen einzigen zu akzeptieren, macht uns blind für Möglichkeiten, die außerhalb unseres Denkrahmens liegen – selbst wenn dieser aus den bis heute bekannten Erkenntnissen der Wissenschaft gezimmert ist. Zugegeben: In der Geschichte kommt der Igel gar nicht am Ziel an – trotzdem steht einer da, und dem Hasen ist es nicht möglich, den einen vom anderen zu unterscheiden. Natürlich steckt darin ein Stück Rest-Anarchie. Ähnlich ist nicht gleich. Aber diese Zweideutigkeit ist machtvoll. Der Hase bezahlt sein Beharren auf der Unsinnigkeit des Wettlaufs mit dem Leben.

Wenn Sie, liebe Leserin, lieber Leser, sich etwas in der Homöopathie auskennen, wird Ihnen längst eines aufgegangen sein: Die Fabel funktioniert nach dem homöopathischen Simile-Prinzip: Ähnliches wird durch Ähnliches bestätigt. Herrlich!

Literaturverzeichnis

Arnold, M./Hirsch, P. C./Elendt, D. (2016): Die Homöopathie-Wahrheit. Eine (selbst)kritische Betrachtung. Norderstedt: Books on Demand.

Becker, P. v. (2015): Der neue Glaube an die Unsterblichkeit. Transhumanismus, Biotechnik und digitaler Kapitalismus. Wien: Passagen.

Bingel, U./Schedlowski, M./Kessler H. (2019): Placebo 2.0. Die Macht positiver Erwartung. Zürich: Rüffer und Rub.

Böttcher, S. (2019): Rette sich, wer kann! Das Krankensystem meiden und gesund bleiben. Frankfurt/Main: Westend.

Esch, T. (2017): Der Selbstheilungscode. Die Neurobiologie von Gesundheit und Zufriedenheit. Weinheim: Beltz.

Frass, M./Krenner, L./Dembrowsky, K. (2019): Integrative Medizin: Evidenzbasierte komplementärmedizinische Methoden. Berlin: Springer.

Fritschi, H.-J. (2017): Angst vor Globuli? Dann lesen Sie dieses Buch, bevor Homöopathie Sie umbringt! Eine Satire. Norderstedt: Books on Demand.

Fritschi, H.-J. (2017): Warum mag Meister Eckart keine Globuli? Fragen an einen weisen Arzt. Norderstedt: Books on Demand.

Fritschi, H.-J. (2019): Mission Globukalypse. Warum Homöopathie aus der Medizin verschwinden soll. Norderstedt: Books on Demand.

Grams, N. (2015): Homöopathie neu gedacht – Was Patienten wirklich hilft. Berlin: Springer-Spektrum.

Grams, N. (2018): Gesundheit! Ein Buch nicht ohne Nebenwirkungen. Berlin: Springer Spektrum.

Grams, N. (2020): Was wirklich hilft. Kompass durch die Welt der sanften Medizin. Berlin: Aufbau.

Grönemeyer, D. (2018): Weltmedizin: Auf dem Weg zu einer ganzheitlichen Heilkunst. Frankfurt/Main: Fischer.

Hontschik, B. (2006): Körper, Seele, Mensch: Versuch über die Kunst des Heilens. Berlin: Suhrkamp.

Hontschik, B. (2019): Erkranken schadet ihrer Gesundheit. Frankfurt/Main: Westend.

Huber, E. (2004): Die Gesundheits-Revolution. Radikale Wege aus der Krise - was Patienten wissen müssen. Berlin: Aufbau.

Kabat-Zinn, J. (2019): Gesund durch Meditation. Das große Buch der Selbstheilung mit MBSR. München: Droemer Knaur.

Lown, B. (2004): Die verlorene Kunst des Heilens. Anleitung zum Umdenken. Berlin: Suhrkamp.

Maio, G. (2014): Geschäftsmodell Gesundheit: Wie der Markt die Heilkunst abschafft. Berlin: Suhrkamp.

Matthissen, P. F./Girke, M. (2015): Medizin und Menschenbild – Perspektiven: Schriften zur Pluralität in der Medizin. Hohenwarsleben: VAS.

Mayer, G./Schetsche, M./Schmied-Knittel, I./Vaitl, D. (2015): An den Grenzen der Erkenntnis. Handbuch der wissenschaftlichen Anomalistik. Stuttgart: Schattauer.

Michalsen, A. (2017): Heilen mit der Kraft der Natur. Berlin: Insel.

Michl, S./Wiesing, U./Potthast, T. (2008): Pluralität in der Medizin. Werte – Methoden – Theorien. Freiburg/Breisgau: Alber.

Müller-Wohlfahrt, H. W. (2018): Mit den Händen sehen. Mein Leben und meine Medizin. Berlin: Insel.

Nawroth, P. P. (2018): Gebt der Medizin ihren Sinn zurück! Aufruf zu einer radikalen Umkehr im Gesundheitswesen. Berlin: Springer.

Neumaier, U. (2017): Die Rache der Placebos. Zur Wirksamkeit des Unwirksamen in der evidenzbasierten Medizin und in der Wissenschaftsforschung. Bielefeld: transcript.

Pichler, E. (2017): Homöopathie. Medizin der feinen Unterschiede. Wien: Verlaghaus der Ärzte.

Proft, I./Zaborowski, H. (2019): Gesundheit – das höchste Gut? Anfragen aus Theologie, Philosophie und Pflegewissenschaft. Freiburg/Breisgau: Herder.

Pulitz, J. z./Böttinger, E. (2019): Die Zukunft der Medizin: Disruptive Innovationen revolutionieren Medizin und Gesundheit. Berlin: MWV.

Reuther, G. (2017): Der betrogene Patient. Ein Arzt deckt auf, warum Ihr Leben in Gefahr ist, wenn Sie sich medizinisch behandeln lassen. München: Riva.

Ringkamp, D./Wittwer, H. (2018): Was ist Medizin? Der Begriff der Medizin und seine ethischen Implikationen. Freiburg/Breisgau: Alber.

Schaupp, W./Zahner, P. (2019): Medizin und Menschenbild. Theologie im kulturellen Dialog. Innsbruck: Tyrolia.

Schlingensiepen, I./ Brysch, M. A. (2014): Homöopathie für Skeptiker. Wie sie wirkt, warum sie heilt, was belegt ist. München: O. W. Barth.

Scobel, G. (2012): Der Ausweg aus dem Fliegenglas. Wie wir Glauben und Vernunft in Einklang bringen können. Frankfurt/Main: Fischer.

Walach, H. (2018): Heilung kommt von innen. Selbstverantwortung für die eigene Gesundheit übernehmen. München: Droemer Knaur.

Wichmann, J. (2019): Der Weg der Homöopathie: Eine moderne Heilweise zwischen Alchemie, Schamanismus und Wissenschaft. Rösrath: Fagus.

Wieland, W. (2014): Medizin als praktische Wissenschaft. Kleine medizintheoretische Schriften. Hildesheim: Georg Olms.

Wiesing, U. (2004): Wer heilt, hat Recht? Über Pragmatik und Pluralität in der Medizin. Stuttgart: Schattauer.

Wiesing, U. (2020): Heilswissenschaft. Über Verheißungen der modernen Medizin. Frankfurt/Main: Fischer.

Weitere Informationen im Netz

Blog des Autors:

- www.alternativloses-heilen.de

Allgemeines:

- Kampagne »Weil's hilft« (Miteinander von Schulmedizin und Naturmedizin):
  www.weils-hilft.de
- Carstens-Stiftung (Naturheilkunde und Komplementärmedizin):
  www.carstens-stiftung.de
- Hufeland-Gesellschaft (Dachverband der Ärztegesellschaften für Naturheilkunde und Komplementärmedizin):
  www.hufelandgesellschaft.de
- Gesundheit aktiv e.V. (Bürger- und Patientenverband für Gesundheitskompetenz, Patientenorientierung und Integrative Medizin):
  www.gesundheit-aktiv.de

Naturheilkunde:

- Deutscher Naturheilbund:
  www.naturheilbund.de
- Kneipp-Bund:
  www.kneippbund.de
- Zentralverband der Ärzte für Naturheilverfahren:
  www.zaen.org

Traditionelle Chinesische Medizin (TCM):

- Arbeitsgemeinschaft für Klassische Akupunktur und Traditionelle Chinesische Medizin:
  www.agtcm.de
- Deutsche Ärztegesellschaft für Akupunktur:
  www.daegfa.de

Anthroposophische Medizin:

- Dachverband Anthroposophische Medizin in Deutschland:
  www.damid.de
- Gesellschaft anthroposophischer Ärzte in Deutschland:
  www.gaed.de

Homöopathie:

- Bundesverband Patienten für Homöopathie (BPH):
  www.bph-online.de
- Homöopathie-Blog von Prof. Harald Walach:
  www.homöopathie-forschung.info
- Deutscher Zentralverein homöopathischer Ärzte:
  www.homoeopathie-online.info

Osteopathie:

- Verband der Osteopathen Deutschland:
  www.osteopathie.de
- Craniosacral-Verband Deutschland:
  www.cranioverband.org

Ayurveda:

- Verband Europäischer Ayurveda-Mediziner und -Therapeuten:
  www.ayurveda-verband.eu

Yoga:

- Berufsverband der Yogalehrenden in Deutschland: www.yoga.de

Heilpraktiker:

- Dachverband Deutscher Heilpraktikerverbände: www.ddh-online.de

Der Autor

Hans-Josef Fritschi, geboren 1958, ist Heilpraktiker, Referent für Gesundheitsbildung und Autor. Nach verschiedenen Ausbildungen im medizinischen Bereich war er selbständig in einer Naturheilpraxis tätig und ist Autor verschiedener Bücher zum Thema Ganzheitsmedizin. Obwohl selbst nicht Homöopath, befasst er sich seit den neunziger Jahren mit der Kritik an der Homöopathie und hat inzwischen mehrere Veröffentlichungen hierzu vorgelegt. Er setzt sich dafür ein, die Argumente für und gegen Homöopathie offen und konstruktiv zu diskutieren.

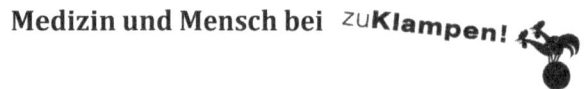
Dieter Wissgott

Opfer Patient

Medizin vor Gericht

Hardcover, 160 Seiten, 13 x 19,5 cm
ISBN 978-3-86674-220-8

Auch als E-Book erhältlich

Mediziner scheinen immun zu sein gegen Irrtümer. Wer je durch einen Arztfehler geschädigt wurde, kann ein Lied davon singen. Denn vor Gericht ein angemessenes Schmerzensgeld durchzusetzen, einen Ausgleich für den Verlust an Lebensqualität oder einfach nur Anerkennung als Opfer medizinischer Praxis zu erlangen, erweist sich meist als unmöglich. Stattdessen werden die Patienten oft noch durch arrogante Ärzte, zynische Gutachter und fatale Fehlurteile gedemütigt.

Der Medizinrechtler Dieter Wissgott hat drastische Fälle von ärztlichen Kunstfehlern zusammengetragen. Dabei zeigt sich, wie gleichgültige Mediziner, unvollständige Akten oder verschleppte Prozesse häufig das Leben von Patienten ruinieren. Die Behandlungsfehler und deren juristische Aufarbeitung offenbaren schwerwiegende Defizite in Medizin und Rechtsprechung.

»Ein erschreckendes, ehrliches Buch, das den Betroffenen den Rücken stärkt und hoffentlich zu längst überfälligen Veränderungen führt!«

Stadtkind

»Wissgotts Schilderungen verfehlen ihre Wirkung nicht.«

Deister-Anzeiger

Gerhard Staguhn

Und ewig lockt das Haar

Was es bedeutet, wie es wächst und warum es uns so anzieht

Hardcover, 184 Seiten, 12,5 x 20,5 cm
ISBN 978-3-86674-591-9

Auch als E-Book erhältlich

Das menschliche Haar kann faszinieren und bannen. Im Mythos spielt es ebenso eine Rolle wie in der Religion, und nicht erst seit Freud steht es für den Spiegel der Seele und ist Objekt von Fetischismus. Gerhard Staguhn analysiert diese ambivalente Beziehung des Menschen zu seinem Haar aus biologischer, kultureller und psychoanalytischer Perspektive.

»Eine ebenso lehrreiche wie kurzweilige Kulturgeschichte.«
Neues Deutschland

Gerhard Staguhn

Der Penis-Komplex

Eine Analyse: biologisch, geschichtlich,
psychologisch, persönlich

Hardcover mit SU, 336 Seiten, 12,5 x 20,5 cm
ISBN 978-3-86674-546-9

Auch als E-Book erhältlich

Von der biblischen Penis-Genese zur Denaturalisierung von Sexualität: die erste augenzwinkernde Monografie über das beste Stück des Mannes und seine kulturgeschichtlichen Vermittlungen aus biologischer wie soziologischer, psychologischer, sogar linguistischer Perspektive.

»Eine unterhaltsame und kenntnisreiche Annäherung.«
Deutschlandradio Kultur

Johann-Günther König
Das große Geschäft
Eine kleine Geschichte der menschlichen Notdurft

Hardcover mit SU, 254 Seiten, 12,5 x 20,5 cm
ISBN 978-3-86674-515-5

Auch als E-Book erhältlich

Unterhaltsam und lehrreich: Die Kulturgeschichte eines lebenswichtigen Bedürfnisses

Der menschliche Umgang mit der Notdurft hat eine Geschichte. Er spiegelt die kulturellen, sozialen und wirtschaftlichen Entwicklungsschritte von Gesellschaften. Um sie nachvollziehen zu können, reicht es nicht, nur die Entwicklung des Ortes der Notwendigkeit an sich sowie die damit verbundenen festen und mobilen Erzeugnisse unter die Lupe zu nehmen. Daher erhellt Johann-Günther König auch auf Grundlage von schriftlich überlieferten Schilderungen und persönlichen Berichten, wie sich die abendländischen Toilettengewohnheiten zu dem entwickelt haben, was sie heute sind.

»Unterhaltsam und lehrreich«

Westfälischer Anzeiger

»Sein Buch hat einen launigen Titel und ist gut recherchiert – von höfischen Sitten bis zum Notbehelf in Nachkriegsdeutschland.«

Weser-Kurier

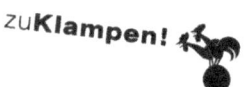